AF456748

LES ACTUALITÉS MÉDICALES

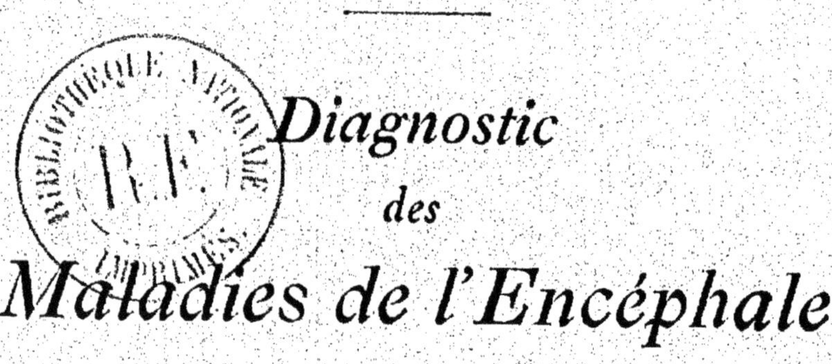

Diagnostic des Maladies de l'Encéphale

LES ACTUALITÉS MÉDICALES

NOUVELLE COLLECTION DE VOLUMES IN-16, DE 96 PAGES, CARTONNÉ
A 1 fr. 50 LE VOLUME

DU MÊME AUTEUR :

Anatomie clinique des Centres nerveux, 1 vol.
Diagnostic des Maladies de la Moelle, *siège des lésions*. 2e *édition*, 1 vol.

L'Appendicite, par le Dr Aug. Broca, professeur agrégé de la Faculté de médecine de Paris.
Les Rayons de Röntgen et le diagnostic des Affections thoraciques non tuberculeuses, par le Dr A. Béclère, médecin de l'hôpital Saint-Antoine.
Les Rayons de Röntgen et le diagnostic de la Tuberculose, par le Dr A. Béclère.
Cancer et Tuberculose, par le Dr H. Claude.
La Radiographie et la Radioscopie cliniques, par le Dr L.-R. Régnier.
La Diphtérie, par les Drs H. Barbier, médecin des Hôpitaux, et G. Ulmann.
La Grippe, par le Dr L. Galliard, médecin de l'hôpital Saint-Antoine.
Traitement de la Syphilis, par le Dr Emery. Préface de M. le professeur Fournier.
Chirurgie des voies biliaires, par le Dr V. Pauchet.
Le Traitement pratique de l'Epilepsie, par le Dr Gilles de la Tourette, professeur agrégé à la Faculté de médecine de Paris, médecin de l'hôpital Saint-Antoine.
Formes et Traitement des myélites syphilitiques, par le Dr Gilles de la Tourette.
Les États neurasthéniques, par le Dr Gilles de la Tourette. 2e *édition*.
Psychologie de l'instinct sexuel, par le Dr Joanny Roux, médecin des Hôpitaux de Saint-Étienne.
Les Glycosuries non diabétiques, par le Dr Rocque, professeur agrégé à la Faculté de Lyon, médecin des Hôpitaux.
Les Régénérations d'organes, par le Dr P. Carnot, docteur ès sciences.
Le Tétanos, par les Drs J. Courmont, professeur, et M. Doyon, professeur agrégé à la Faculté de Lyon.
La Gastrostomie, par le Dr J. Braquehaye, professeur agrégé à la Faculté de Bordeaux.
Le Diabète, par le Dr R. Lépine, professeur à la Faculté de Lyon, médecin des Hôpitaux.
Les Albuminuries curables, par le Dr J. Teissier, professeur à la Faculté de Lyon.
Thérapeutique oculaire, par le Dr F. Terrien, chef de clinique ophtalmologique à la Faculté de Paris.
Les Auto-intoxications de la grossesse, par le Dr Bouffe de Saint-Blaise, accoucheur des Hôpitaux de Paris.
Le Rhume des Foins, par le Dr J. Garel, médecin des Hôpitaux de Lyon.
La Fatigue oculaire, par le Dr L. Dor.
Le Rhumatisme articulaire aigu en bactériologie, par les Drs Triboulet, médecin des Hôpitaux, et Coyon.
La Mécanothérapie, par le Dr L.-R. Régnier.
Le Pneumocoque, par Lippmann. Préface de M. Duflocq.
La Cryoscopie des urines, par les Drs Claude et Balthazar

LES ACTUALITÉS MÉDICALES

Diagnostic des Maladies de l'Encéphale

SIÈGE DES LÉSIONS

PAR

LE Dr GRASSET

PROFESSEUR DE CLINIQUE MÉDICALE A L'UNIVERSITÉ DE MONTPELLIER
ASSOCIÉ NATIONAL DE L'ACADÉMIE DE MÉDECINE
LAURÉAT DE L'INSTITUT

Avec 6 figures dans le texte

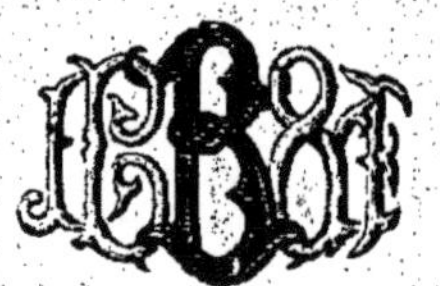

PARIS
LIBRAIRIE J.-B. BAILLIÈRE ET FILS
19, RUE HAUTEFEUILLE, 19

1901

DIAGNOSTIC

DES

MALADIES DE L'ENCÉPHALE

SIÈGE DES LÉSIONS

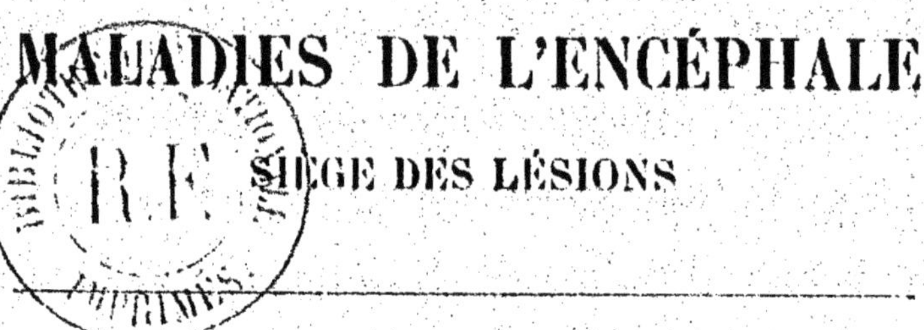

Avec deux *Actualités médicales* déjà parues (1), ce petit livre complète une trilogie qui résume l'*anatomie clinique et le diagnostic du siège des lésions dans les maladies des centres nerveux* ou la *physiopathologie des centres nerveux*.

Comme pour la moelle, nous étudierons successivement le syndrome des divers grands systèmes nerveux de l'encéphale, c'est-à-dire que nous suivrons l'ordre physiologique (2).

I. — LE SYNDROME DE L'APPAREIL ENCÉPHALIQUE SENSITIVOMOTEUR.

Nous passerons en revue : 1° les paralysies; 2° les convulsions et contractures; 3° les anesthésies; 4° le diagnostic général de l'hémiplégie organique.

1. — LES PARALYSIES.

Hémiplégie. — Le premier symptôme classique habituel d'une lésion destructive (ramollissement ou hémorragie) de cet appareil est l'*hémiplégie croisée*.

(1) *Anatomie clinique des centres nerveux*, 1900. — *Diagnostic des maladies de la moelle, siège des lésions*, 2e édition, 1901.

(2) Le jour viendra où il faudra étudier, en tête, le syndrome de l'appareil intellectuel. Actuellement les questions de localisation des lésions à symptômes psychiques ne sont pas assez avancées pour qu'un paragraphe semblable puisse figurer dans un livre comme celui-ci.

Car, depuis Galien, on sait que les lésions d'un hémisphère ont un effet croisé. Les faits exceptionnels, bien observés, sont très rares. On peut les expliquer par des anomalies dans l'entrecroisement des pyramides ou mieux par d'autres lésions passées inaperçues.

Les lésions méningées peuvent entraîner plus facilement une hémiplégie directe. Bochefontaine et Duret l'ont démontré expérimentalement; certains faits cliniques s'expliquent de même.

En règle générale, l'hémiplégie indique une lésion dans l'hémisphère opposé.

Si l'hémiplégie est partielle, la monoplégie indique plus spécialement la partie de l'appareil cérébral moteur atteint (1). Comme les centres sont séparés à l'écorce et que leurs fibres se réunissent au contraire dans la région optostriée, une monoplégie indique plutôt une lésion corticale ou immédiatement subcorticale.

Un autre caractère de l'hémiplégie d'origine cérébrale est que la paralysie frappe presque toujours des complexus musculaires et non pas des muscles isolés ou des groupes de muscles innervés par un même nerf (2). Ce qui montre, une fois de plus, que la distribution corticale des nerfs moteurs est toute différente de leur distribution périphérique.

Wernicke et Mann ont récemment étudié cette topographie des groupes musculaires paralysés dans l'hémiplégie. Contre l'avis de ces auteurs, Déjerine (3) ne croit pas que « dans l'hémiplégie, certains muscles soient paralysés, tandis que d'autres sont intacts »; il pense plutôt, avec Hering, que « les muscles sont paralysés proportionnellement à leur force normale ».

Quand la *langue* participe à l'hémiplégie, la pointe en est projetée vers le côté paralysé, à cause de l'action, non compensée, du génioglosse sain.

Les muscles à fonctions bilatérales synergiques sont beaucoup plus souvent atteints dans l'hémiplégie qu'on ne le croyait autrefois (4).

(1) Voir : *Anatomie clinique*, p. 29.

(2) Clavey. Recherches cliniques sur les groupes musculaires paralysés dans l'hémiplégie d'origine cérébrale (Trav. du service de Pierre Marie). *Thèse de Paris*, 1897. *Revue neurol.*, 1897, p. 470.

(3) Déjerine. Sémiologie du système nerveux, in *Traité de pathol. génér.* de Bouchard, t. V, 1901, p. 483. C'est à ce travail que se rapportent toutes les citations ultérieures de Déjerine avec la seule indication : *loc cit.*

(4) Voir : Sicard. Les muscles abdominaux et l'orifice inguinal

Ainsi, en dehors du facial que nous étudierons plus loin, « Féré, Pugliese et Milla ont montré que souvent, dans la respiration calme, la moitié du thorax du côté hémiplégié s'élève moins et se dilate moins uniformément que l'autre moitié. Babinski a également étudié, au cours de divers mouvements provoqués, le muscle peaucier du cou chez les hémiplégiques et a trouvé, du côté paralysé, des modifications de tension et de plissement cutanés ».

Sicard a de même étudié l'état des muscles abdominaux chez les hémiplégiques et a constaté leur parésie unilatérale à l'aide de certains artifices : faire rentrer le ventre, faire le gros ventre, palpation de l'orifice inguinal dans la toux...

Paralysie du facial. — L'histoire du *facial* dans l'hémiplégie d'origine cérébrale a été beaucoup plus discutée (1).

Quand le facial est atteint dans sa partie périphérique (à partir de son noyau mésocéphalique, ancienne origine réelle), il y a à la fois paralysie du facial inférieur (abaissement de la commissure labiale, rire asymétrique...) et paralysie du facial supérieur (diminution des plis volontaires du front, impossibilité de fermer volontairement l'œil, lagophtalmie).

Quand la lésion porte au contraire sur les voies centrales (hémisphériques) du facial, il y a les signes de la paralysie du facial inférieur ; mais le facial supérieur paraît intact : le malade ferme bien simultanément les deux yeux. L'intégrité du facial supérieur devient un signe de l'origine cérébrale de la paralysie (Récamier).

Mais on a vu bientôt que cette intégrité du facial supérieur n'est pas complète : si le malade peut fermer les deux yeux simultanément, il ne peut plus volontairement fer-

chez les hémiplégiques organiques. *Soc. de neurol.*, 9 novembre 1899. *Revue neurol.*, 1899, p. 799 (Serv. de Raymond et de Brissaud).

(1) Voir, pour tout ce paragraphe : Féré. Note sur la paralysie du facial supérieur dans l'hémiplégie par lésion cérébrale. *Nouv. Iconogr. de la Salpêtrière*, 1898, t. XI, p. 147. — Mirallié. De l'état du facial supérieur et du moteur oculaire commun dans l'hémiplégie organique. *Arch. de neurol.*, 1899, t. VII, nº 37, p. 1. — Déligné. Contribution à l'étude du facial supérieur dans les hémiplégies cérébrales de l'adulte. *Thèse de Paris*, 1899, p. 13. — Calmette, *Thèse de Montpellier*, novembre 1900.

Voir aussi : Soury. Le système nerveux central, p. 1707 (Étude complète des origines du facial).

mer isolément l'œil du côté paralysé (Potain) (1); de plus, si le malade ferme les deux yeux volontairement et énergiquement, le médecin soulève avec son pouce la paupière supérieure, beaucoup plus aisément du côté paralysé que du côté sain (Legendre).

Donc, le facial supérieur n'est pas intact dans l'hémiplégie cérébrale; mais il est atteint tout autrement que dans la paralysie périphérique du facial. Cette paralysie *latente* et *légère* du facial supérieur reste un bon signe diagnostique de l'origine cérébrale d'une paralysie du facial.

Comment expliquer cette action *dissociée* d'une lésion hémisphérique sur le facial supérieur et sur le facial inférieur?

Vulpian : Toutes les fibres du facial ne s'entrecroisent pas et les fibres de l'orbiculaire sont directes. Mais il faudrait alors, dans l'hémiplégie cérébrale, avoir une paralysie directe de l'orbiculaire.

Larcher : Le facial ne serait pas la seule source d'innervation de l'orbiculaire; le grand sympathique interviendrait aussi (Cl. Bernard) et, par son action persistante, expliquerait l'intégrité relative de ce muscle. Mais alors cette même intégrité relative s'observerait dans la paralysie périphérique du tronc du facial.

Broadbent, Charcot, Mirallié : L'intégrité de l'orbiculaire rentre dans l'intégrité de tous les muscles qui agissent habituellement des deux côtés à la fois. Il y a, pour assurer cette synergie bilatérale, des commissures physiologiques qui assurent un certain mouvement, quand la lésion est unilatérale. Mais les mouvements du facial inférieur sont tout aussi bilatéralement symétriques et, par suite, on ne comprend pas pourquoi le facial inférieur et le facial supérieur ne se comportent pas de la même manière vis-à-vis de la lésion hémisphérique.

Après Landouzy (1876), j'ai admis un centre cortical distinct pour le facial supérieur et pour le facial inférieur: l'un dans la région pariétale rétrorolandique, vers le pli courbe (2), l'autre au bas de la région rolandique. On comprend alors très bien que le facial supérieur puisse être épargné dans une lésion hémisphérique atteignant les nerfs des membres et le facial inférieur.

Mais on ne comprend pas que le facial supérieur soit légèrement atteint dans ces cas, qu'il le soit moins que

(1) Ce signe de l'orbiculaire est appelé aussi signe de Revilliod.
(2) Voir : *Anatomie clinique*, p. 50.

l'inférieur, mais qu'il le soit. On ne comprend pas les faits réunis par Mirallié dans lesquels le facial supérieur était atteint avec une lésion de la région rolandique.

Tout s'explique assez bien, en admettant, avec Joanny Roux (1), que le facial supérieur a un double centre d'innervation : un centre postérieur avec les autres nerfs de l'œil (le facial supérieur étant un nerf protecteur de l'œil) et un centre rolandique avec les autres nerfs du corps (2) (le facial supérieur étant aussi un nerf moteur de la face en général) : centre sensoriomoteur et centre sensitivomoteur, le facial inférieur n'ayant, lui, qu'un centre sensitivomoteur.

On comprend qu'une lésion hémisphérique frappe la totalité du facial inférieur et partiellement le facial supérieur.

Paralysie alterne. — Le facial peut aussi être atteint dans l'hémiplégie, du côté opposé aux membres : c'est la *paralysie alterne* de *Millard-Gubler*. Dans ces cas, la lésion siège dans la partie inférieure de la protubérance, dans un point où le facial est déjà entrecroisé et où les fibres pyramidales des membres ne le sont pas encore.

Il y a un autre syndrome de paralysie alterne motrice, caractérisé par une hémiplégie vulgaire (face comprise) d'un côté, la paralysie d'un ou plusieurs oculomoteurs de l'autre. C'est le syndrome de *Gubler-Weber* (3) : la lésion siège alors au niveau du bord supérieur de la protubérance (syndrome protubérantiel supérieur) (4).

Motilité dans le côté sain. — Comme l'impulsion motrice volontaire, en partant des centres corticaux supérieurs, passe d'abord dans les centres polygonaux (5) de l'automatisme supérieur et de l'association synergique, une lésion unilatérale peut produire, en outre de l'hémiplégie,

(1) Joanny Roux, Double centre d'innervation corticale oculo-motrice. *Arch. de neurol.*, 1899, t. VIII, 2e série, n° 45, p. 177, et Diagnostic et Traitement des maladies nerveuses, 1901, *passim*.

(2) Silva (*Soc. méd. chir. de Pavie*, juin 1898. *Revue neurol.*, 1898, p. 786 à 889) a vu une épilepsie jacksonienne avec aura par le facial supérieur, causée par un kyste apoplectique allant du pied de la 2e frontale gauche à la pariétale ascendante.

(3) Charcot (1881) l'a appelé syndrome de Weber ; mais d'Astros (1894) a montré que Gubler l'avait décrit quatre ans avant Weber.

(4) Voir, au chapitre II de l'appareil visuel, les paralysies alternes avec participation de l'hémioculomoteur.

(5) Voir : *Anatomie clinique*, p. 5 et 6.

un certain degré d'affaiblissement dans les membres du côté sain. Brown-Sequard, et plus récemment Pitres et Dignat ont étudié ce symptôme.

Mouvements associés et imités. — La même conception du polygone cortical permet de comprendre les *mouvements associés* et les *mouvements imités*.

Ainsi Babinski (1) a cité un exemple de mouvements se produisant dans le membre inférieur paralysé à l'occasion de mouvements volontaires dans les bras et Friedel Pick (2) vient de citer un exemple de mouvements du bras sain imités par le membre paralysé.

Pick rapproche ces paralysies de l'aphasie transcorticale. Comme lui, j'avais déjà donné un schéma commun pour les aphasies et pour les paralysies motrices quand j'ai exposé la notion du polygone cortical.

« Il y a des variétés (dans la symptomatologie), disais-je (3), suivant que la lésion siège dans ces centres mêmes (polygonaux) ou dans les fibres sus ou souspolygonales. Le moyen notamment de distinguer ces variétés, c'est d'apprécier l'état des mouvements associés, syncinétiques. Certains hémiplégiques ne peuvent pas mouvoir les membres paralysés seuls, mais ils peuvent les mouvoir simultanément avec les membres sains : la lésion est alors suspolygonale. Les communications intrapolygonales persistent et les mouvements associés sont possibles; de même, dans certains cas, on peut observer des mouvements d'imitation, des mouvements d'entraînement automatique. »

En reproduisant cette idée un peu plus tard (4), nous l'avons rapprochée du mémoire plus récent de De Bück sur les parakinésies et de celui de Pitres sur les paraphasies.

De ce même groupe de mouvements, il faut rapprocher les *mouvements auxiliaires* (Ghilarducci (5), Serafino Ar-

(1) Babinski. *Soc. méd. des hôp. de Paris*, 1897 (*Revue neurolog.*, 1898, p. 151).

(2) Friedel Pick. Congrès de Paris de 1900. *Revue neurolog.*, 1900, p. 729.

(3) De l'automatisme psychologique (psychisme infér.; polygone cortical à l'état physiologique et pathologique). Leçons recueillies (1896) et publiées par Vedel, in Leç. de clin. méd., t. III, 1898, p. 242.

(4) *Anatomie clinique*, p. 34.

(5) Ghilarducci. *Il Policlino* (*Revue neurol.*, 1898, p. 12).

naud (1)], par lesquels certains hémiplégiques arrivent à produire des mouvements dans les muscles contracturés, et la *contraction musculaire paradoxale* observée chez d'autres hémiplégiques (2).

Etat des réflexes et du tonus. — Dans l'hémiplégie bien établie et émancipée des effets du choc initial (3) sur le cerveau, les *réflexes tendineux* sont ordinairement exagérés et les *réflexes cutanés* diminués ou abolis (4).

Pour les réflexes tendineux, on constatera l'exagération du réflexe rotulien (5) et du réflexe du tendon d'Achille; dans certains cas, la trépidation épileptoïde (clonus du pied), la danse de la rotule et le signe des orteils de Babinski.

Ce dernier signe consiste en ce que l'excitation de la plante des pieds provoque l'extension des orteils (et particulièrement du gros orteil), tandis qu'à l'état physiologique cette même excitation provoque plutôt la flexion des orteils (6). On peut considérer cela comme une modification qualitative du réflexe plantaire, ou dire, avec Van Gehuchten (7), qu'il y a abolition du réflexe plantaire et apparition d'un réflexe pathologique nouveau.

Pour les réflexes cutanés, on interrogera le réflexe abdo-

(1) SERAFINO ARNAUD. *Riv. di patol. nerv. e ment.* (*Revue neurol.*, 1899, p. 541).

(2) Voir : THOMAYER. *Sbornik Klinicky* (*Revue neurol.*, 1899, p. 833). — SYLLABA (*Soc. des méd. tchèques de Prague*, 14 février 1898, (*Revue neurol.*, 1898, p. 301) a vu ces contractions paradoxales liées à des mouvements posthémiplégiques. — Voir aussi REPKA, *Sbornik Klinicky*, 1899, t. I (*Revue neurol.*, 1899, p. 762).

(3) L'apoplexie peut abolir tous les réflexes et cela pendant plusieurs semaines.

(4) Voir : GANAULT. Contribution à l'étude de quelques réflexes dans l'hémiplégie de cause organique. *Thèse de Paris*, 1898 (Serv. de PIERRE MARIE) ; et aussi STERNBERG. Die Sehnenrefl. und ihre Bedeutung für die Pathol. des Nervensys., 1893.

(5) On peut rechercher aussi le réflexe contralatéral des adducteurs de la cuisse (PIERRE MARIE) par percussion du tendon rotulien du côté opposé.

(6) Voir, pour le signe de Babinski : BABINSKI. *Soc. de biol.*, 1897, et *Sem. méd.*, 1898, p. 321. — LÉTIENNE et MIRCOUCHE. Du réflexe cutané plantaire. *Arch. gén. de méd.*, 1899, t. I, p. 191; et VIRES et CALMETTE. *Soc. de neurol.*, 7 juin 1900 (*Revue neurol.*, 1890, p. 535).

(7) VAN GEHUCHTEN. Réflexes cutanés et réflexes tendineux. *Le Névraxe*, 1900, t. I, p. 247; et Considérations sur les réflexes cutanés et les réflexes tendineux. *Journal de neurol.*, 1900, p. 471.

minal (1) et le réflexe crémastérien (2) ou inguinal (3).

On remarquera l'action opposée d'une lésion pyramidale sur les deux ordres de réflexes (tendineux et cutanés); de même (mais en sens inverse), la lésion du système postérieur de la moelle abolit les réflexes tendineux et conserve ou exagère les réflexes cutanés. L'explication de ces faits n'est pas encore bien arrêtée. Pour Sherrington (4), nos réflexes tendineux seraient des pseudoréflexes, des « secousses ». Pour Van Gehuchten (5), « les réflexes cutanés seraient liés à l'intégrité de la voie corticospinale et les réflexes tendineux à l'intégrité de la voie rubrospinale (6). Les premiers auraient une origine corticale ; les seconds seraient d'origine mésocéphalique ».

Il faut bien comprendre la nouvelle conception des réflexes. En dehors de l'arc, il faut, dans tout réflexe, considérer l'état de la cellule. Cet état de la cellule dépend d'influences supérieures. Cette influence supérieure a des voies différentes pour les réflexes cutanés et pour les réflexes tendineux. Pour les réflexes cutanés, l'action partirait de l'écorce (Jendrassik) et viendrait (excitatrice) par les voies pyramidales (d'où la suppression de ces réflexes dans la lésion pyramidale); pour les réflexes tendineux, l'action viendrait du mésocéphale (noyau rouge) : excitatrice par le faisceau rubrospinal (voir plus loin le schéma de notre figure 3), inhibitrice par les voies pyramidales. On comprend dès lors que, quand la dégénérescence secondaire arrive au-dessous du point où le faisceau pyramidal reçoit les fibres du noyau rouge, les réflexes tendineux s'exagèrent beaucoup et la contracture s'établit (7).

(1) Si le réflexe abdominal est exagéré, c'est qu'on détermine le réflexe tendineux abdominal et non plus le réflexe cutané (Ganault).

(2) On peut rechercher aussi le réflexe du tenseur du fascia lata (Brissaud) par excitation de la plante du pied. Pour la recherche clinique de ces divers réflexes (tendineux et cutanés), voir nos Leçons sur les contractures et la portion spinale du faisceau pyramidal (le syndrome parétospasmodique et le cordon latéral). *Nouveau Montpellier médical*, 1899, t. VIII (recueillies et publiées par Gibert).

(3) L'analogue du crémastérien chez la femme : contraction des muscles obliques immédiatement au-dessus de l'arcade inguinale.

(4) Sherrington. Rapport sur la nature des réflexes tendineux au Congrès de Paris de 1900.

(5) Van Gehuchten. Congrès de Paris de 1900. *Revue neurol.*, 1900, p. 737.

(6) Pour le noyau rouge et la voie rubrospinale, voir plus loin au chapitre de l'Orientation et de l'équilibre.

(7) C'est la théorie que nous avons proposée pour les contrac-

A cette question des réflexes se rattache, en effet, celle du *tonus* dans l'hémiplégie cérébrale.

Babinski (1896) a insisté sur la diminution du tonus chez l'hémiplégique et Van Gehuchten a tiré de ce fait un argument pour séparer et opposer la contracture de l'hémiplégique et la contracture du spasmodique (1), mais d'un travail plus récent (1898), Marinesco a conclu que, « même en admettant que les constatations de Babinski aient la valeur d'un fait général, ce relâchement existe d'ordinaire dans les muscles paralysés et non pas dans les muscles contracturés ». La contracture reste une exagération du tonus.

2. — LES CONVULSIONS, CONTRACTURES ET MOUVEMENTS ANORMAUX

Les contractures tardives et permanentes des hémiplégiques n'appartiennent pas à notre sujet, puisque c'est un syndrome médullaire (2).

Contractures précoces. — Les *contractures précoces* sont bien d'origine encéphalique; elles se produisent surtout quand les méninges sont intéressées, quand il y a pénétration dans les ventricules ou lésion du mésocéphale. En d'autres termes, il faut que la lésion soit dans le voisinage des régions motrices de l'encéphale et irrite ainsi soit l'écorce grise, soit le corps strié, soit la protubérance, les pédoncules et le bulbe. — Ce sont là du reste en général des symptômes de l'apoplexie.

Epilepsie jacksonienne. — Plus importante est l'*épilepsie dite jacksonienne* du nom d'Hughlings Jackson qui l'a très bien étudiée (1881 à 1890), longtemps après la première description de Bravais (1827).

Débutant (3) par une aura (motrice, sensitive, sensorielle, psychique ou vasomotrice), l'attaque convulsive est souvent partielle, parfois hémiplégique. La perte de con-

tures tardives des hémiplégiques dans les Leçons citées plus haut sur les contractures et la portion spinale du faisceau pyramidal.

(1) Voir sur cette question : Les contractures et la portion spinale du faisceau pyramidal. *Revue neurol.*, 1899, p. 121.

(2) *Diagn. des mal. de la moelle*, p. 17.

(3) Voir l'étude de Rauzier sur l'épilepsie jacksonienne dans la 4e édition de notre Traité (t. I, p. 276) et dans le Traité de médecine et de thérapeutique de Brouardel et Gilbert.

naissance et l'amnésie sont moins absolues et moins constantes que dans l'épilepsie vraie. L'aura, quand elle a un point de départ net, indique le siège de la lésion, qui est corticale ou très voisine de l'écorce.

L'hémiplégie peut aussi s'accompagner d'accidents épileptiformes généralisés, simulant complètement la vraie crise d'épilepsie. Bellisari (1) en a cité un exemple et Touche (2) en a fait l'étude complète.

D'après ce dernier auteur, ces attaques débutent de trois mois à quatre ans après l'hémiplégie, n'offrent pas de différence symptomatique avec l'épilepsie franche, présentent des mouvements convulsifs généralisés mais prédominants dans le côté paralysé, et sont dues à un ramollissement cérébral, qui produit en même temps des troubles sensitivosensoriels.

Convulsions bulboprotubérantielles. — Ceci nous conduit aux convulsions par lésion mésocéphalique ou mieux *bulboprotubérantielle*. C'est le centre vrai des convulsions dans l'urémie, l'épilepsie, etc. Hans Luce (3) vient de reprendre la question de l'épilepsie protubérantielle. Il cite les expériences de Nothnagel, de Binswanger et de Bechterew; puis il réunit et résume 18 observations de divers auteurs et une personnelle (toutes avec autopsie); il conclut à l'existence d'une épilepsie subcorticale (protubérantielle).

Rires et pleurs spasmodiques. — Bechterew (1887 et 1893) et surtout Brissaud (4) ont étudié les *crises spasmodiques de rire ou de pleur* que présentent certains hémiplégiques.

Il ne faut confondre ces crises ni avec l'émotivité vraie, ni avec le facies pleurnicheur ou pleurard. En général, la crise est provoquée par une idée ou un mot, triste ou gai, mais la réaction est sans proportion avec la cause.

C'est un réflexe convulsif, mais un réflexe coordonné. Car ce rire peut éclater chez des sujets dont la face est

(1) Bellisari. *Rif. med.*, 1898 (*Revue neurol.*, 1899, p. 20).

(2) Touche. Les accidents épileptiformes généralisés au cours de l'hémiplégie. *Arch. gén. de méd.*, 1899, t. II, p. 60.

(3) Hans Luce. Zum Kapitel d. Ponshæmorrh. Ein Beitr. z. Frage nach d. Existenz von Nothnagel's Krampfcentrum in der Varolsbrücke d. Menschen. *D. Zeitschr. f. Nervenh.*, 1899, t. XV, p. 327.

(4) Brissaud. Congrès de Limoges, 1891. Leçons sur les maladies nerveuses, t. I, p. 446, et t. II, p. 308. Congrès de Paris, 1900, in *Revue de neurol.*, 1900, p. 824.

immobile et chez des sujets dont la face est agitée de grimaces incessantes (Brissaud). Le centre de ce réflexe parait être dans la couche optique ; la crise éclate quand l'écorce n'exerce plus sur ce centre son action de contrôle ou d'inhibition.

Brissaud admet donc, dans ces cas, une lésion irritative du segment capsulaire antérieur ou une lésion paralytique de la capsule elle-même ; la lésion pouvant du reste se trouver aussi, plus haut ou plus bas, toujours sur le trajet du faisceau géniculé qui conduit l'influx cortical sur l'acte psychoréflexe du rire ou des pleurs.

Rummo (1) et Burzio (2) ont récemment publié de nouveaux faits (avec autopsie) confirmatifs de cette manière de voir (lésion capsulaire dans les deux cas) (3).

Mouvements pré et posthémiplégiques. — Des mouvements anormaux *spontanés* peuvent précéder, accompagner ou suivre l'hémiplégie : ce sont les *mouvements pré et posthémiplégiques.*

Weir Mitchell (1874), Charcot et Raymond (4) ont fait connaître et ont bien étudié l'*hémichorée* des hémiplégiques. Puis on a vu qu'il y a d'autres formes de mouvements posthémiplégiques, comme l'*athétose* qui est une variété lente de chorée des extrémités.

J'ai décrit une forme *hémiataxique* (5) et une forme de *paralysie agitante* (6) et Demange et Ricoux (7) une forme de *sclérose en plaques.* D'où le tableau ci-après (8) :

(1) Rummo. *Acad. méd. chir. de l'Univers. de Palerme*, 3 avril 1898 (*Revue neurol.*, 1898, p. 713).

(2) Burzio. *R. Acad. med. d'Torino*, juillet 1899 (*Revue neurol.*, 1899, p. 868).

(3) Le cas récent de Brissaud est également confirmatif (avec autopsie). Le même auteur cite, outre le cas de Burzio, un autre de Mingazzini.

(4) Raymond. Etude anat., physiol. et clin. sur l'hémichorée, l'hémianesth. et les tremblements symptomatiques.

(5) D'une variété non décrite de phénomène posthémiplégique (forme hémiataxique). *Progrès médical*, 13 novembre 1880. — Voir, comme travail récent sur cette question, avec une bibliographie très complète : Claparède. Du sens musculaire à propos de quelques cas d'hémiataxie posthémiplégique. *Thèse de Genève*, 1897.

(6) Leç. sur les mal. du syst. nerv., 1879, t. II, p. 502.

(7) Ricoux. *Thèse de Nancy*, 1882 (sous l'inspiration de Demange).

(8) Deuxième édition du Traité pratique des maladies du système nerveux, 1881, p. 203 ; et art. Paralysie in *Dict. encyclop. des Sc. médicales*, 1884, p. 569.

TABLEAU I. — Classification des mouvements pathologiques.

Mouvements anormaux	se montrant au repos	se produisant dans les mouvements volontaires.
Tremblements	forme de paralysie agitante	forme de sclérose en plaques
Contractions en divers sens.	forme de chorée	forme d'ataxie

Quant au siège de la lésion, j'ai publié (1) un cas d'hémichorée préhémiplégique avec lésion du noyau lenticulaire et de la capsule interne, confirmant trois faits antérieurs consignés dans la thèse de Raymond. Boinet (2) et Touche (3) viennent d'apporter une forte contribution clinique et anatomopathologique à l'histoire générale des mouvements qui peuvent accompagner l'hémiplégie.

Les classiques admettent, avec Pick et Kahler, que, pour produire ces mouvements, la lésion doit irriter le faisceau pyramidal. Touche se rallie plutôt à la théorie de Bonhœfer et Muratow (4) qui place les lésions de ces cas sur le trajet du faisceau coordinateur qui unit l'écorce cérébelleuse et l'écorce périrolandique, en « empruntant la voie du pédoncule cérébelleux supérieur, du noyau rouge, de la couche optique, du genou de la capsule interne, du segment antérieur de celle-ci, de la partie antérieure du noyau lenticulaire et probablement aussi de la partie du noyau caudé avoisinant le segment antérieur de la capsule interne ».

(1) Hémichorée préhémiplégique; hémianesthésie. Foyer hémorragique dans le noyau lenticulaire et la capsule interne du côté opposé. *Gaz. hebdom. de méd. et de chir.*, 1879, p. 120, et Des localisations dans les maladies cérébrales, 3e édition, 1880, p. 278.

(2) Boinet. De l'hémichorée préparalytique. *Arch. gén. de médec.*, 1900, t. III, p. 41.

(3) Touche. Contribution à l'étude clinique et anatomo-pathologique de l'hémichorée organique. *Ibid.*, p. 288.

(4) Voir aussi : Muratow. *Monatschr. f. Psych. u. Neurol.*, 1899, t. V, p. 180 (*Revue neurol.*, 1900, p. 837).

Névrose posthémiplégique. — Parmi les troubles plus ou moins tardifs que peuvent présenter les hémiplégiques, il faut également noter les symptômes *névrosiques*.

J'ai publié (1) l'histoire d'un hémiplégique, qui, dans certaines circonstances (à action psychique), était pris d'une phobie de la marche qui lui donnait de l'angoisse, le couvrait de sueurs et l'empêchait d'avancer alors que, dans d'autres conditions, il marchait bien (en hémiplégique amélioré). Mirallié (2) a publié un autre cas tout à fait analogue.

Ces malades n'ont pas seulement peur de tomber, puisque le phénomène n'apparaît que dans certains états mentaux particuliers. C'est une véritable névrose superposée à la lésion cérébrale, une association névroso-organique.

On comprend l'importance d'une analyse précise de ces symptômes au point de vue du pronostic et du traitement.

3. — LES ANESTHÉSIES (3).

Si l'hémiplégie cérébrale peut être décrite en bloc, l'hémianesthésie cérébrale se présente sous deux types cliniques trop différents pour être confondus dans la même étude. Il faut envisager successivement les *anesthésies capsulaires et thalamiques* et les *anesthésies corticales*.

Anesthésies capsulaires et thalamiques. — Dans l'hémiplégie cérébrale ordinaire, il n'y a pas en général d'anesthésie. Mais Charcot a nettement établi l'existence d'un type spécial d'hémianesthésie portant sur toutes les sensibilités, sens compris, et s'accompagnant de diminution ou d'abolition de l'ouïe, du goût, de l'odorat et de la vue (amblyopie croisée et rétrécissement concentrique du champ visuel); en somme, c'est le tableau de l'hémianesthésie hystérique.

S'appuyant sur des faits antérieurs de Türck (1859) et sur ses observations propres, Charcot a placé dans le tiers postérieur de la capsule interne (région lenticulo-optique) la

(1) Basophobie ou abasie phobique chez un hémiplégique (hémineurasth. posthémipleg.). *Semaine médicale*, 1894, p. 366. Leçons de clin. médic., t. II, 1896, p. 591.

(2) Mirallié. Congrès de neurol. d'Angers, 1898. *Revue neurol.*, 1898, p. 587.

(3) Ce chapitre était terminé quand ont paru un important travail de Verger sur les troubles de la sensibil. génér. consécutifs aux lésions des hémisph. cérébr. chez l'homme. *Arch. gén. de méd.*, novembre et décembre 1900, et un autre de Chatin sur l'anesthésie thermique des cérébraux (*Ibid.*, 1901).

lésion correspondante à cette hémianesthésie sensitivo-sensorielle. L'expérimentation (Veyssière, Carville et Duret) (1) confirma ces conclusions cliniques et l'hémianesthésie capsulaire devint classique.

Aujourd'hui ce type avec sa localisation anatomique est fortement battu en brèche (2).

D'abord, au point de vue clinique, l'hémianesthésie organique n'est pas aussi identique que cela à l'hémianesthésie hystérique : l'anesthésie est moins profonde, les sens sont moins atteints (3), l'amblyopie croisée est rare et d'ailleurs difficile à expliquer. Il semble que les plus beaux cas d'hémianesthésie capsulaire étaient dus à l'hystérie (Déjerine, von Monakow).

Au point de vue du siège de la lésion, on tend à rendre un rôle prépondérant à la couche optique (4), qui était autrefois le centre sensitif de Todd et Carpenter (théorie anglaise), Schrœder van der Kolk et Luys.

Voici les conclusions de Déjerine et Long : « L'hémianesthésie de la sensibilité générale se rencontre dans les lésions centrales des hémisphères dans deux conditions : 1° dans les cas de lésion thalamique détruisant les fibres terminales des voies sensitives du pédoncule et les fibres d'origine de neurones thalamocorticaux ; 2° dans les cas où, le thalamus étant intact, les connexions avec la corticalité sensitivomotrice sont plus ou moins détruites ; dans ce dernier cas, la lésion est toujours très étendue ; c'est surtout lorsque le thalamus est lésé que l'hémianesthésie est persistante. »

En somme, je crois qu'il faut un peu modifier, mais nullement supprimer (5) l'hémianesthésie capsulaire de Charcot. Le type clinique persiste, quoique moins semblable à l'hystérie qu'on ne l'avait cru d'abord, et anato-

(1) Voir pour la critique expérimentale de ces recherches et des expériences nouvelles : Sellier et Verger. Les hémianesthésies capsulaires expérimentales. *Journal de physiol. et de pathol. génér.*, 1899, p. 757.

(2) Voir : Long. Les voies centrales de la sensibilité générale (étude anatomoclinique). *Thèse de Paris*, 1899 (Service de Déjerine), p. 91.

(3) Et en général atteints bilatéralement (Déjerine. De l'hémianesthésie d'origine cérébrale. *Semaine médic.*, 1899, p. 249).

(4) Voir : *Anat. clin.*, p. 22.

(5) « ... Depuis les travaux de Türck et de Charcot tout le monde est d'accord pour reconnaître qu'une lésion de la partie postérieure du segment postérieur de la capsule interne se traduit par une hémiplégie compliquée d'hémianesthésie... » (Déjerine, art. cité de la *Semaine médic.*, p. 252.)

miquement il suffit d'étendre un peu plus le siège de la lésion : partie postérieure de la capsule interne et couche optique avoisinante, « en avant du pulvinar, dans la partie inférieure et postérieure du noyau externe du thalamus, autour du centre médian de Luys ».

Ce n'est plus le groupe des anesthésies exclusivement capsulaires ; c'est le groupe des anesthésies capsulaires et thalamiques.

Anesthésies corticales. — Différent est le groupe des anesthésies corticales.

« On donne en général l'absence de troubles sensitifs comme un caractère important des lésions corticales de la zone motrice. C'est vrai dans la plupart des cas, mais non dans tous. Certains faits que j'ai observés à l'Hôpital Général ont attiré mon attention sur ce point et j'ai pu réunir un certain nombre d'observations dans lesquelles la sensibilité était altérée de diverses manières, quoique la lésion n'atteignît que la zone motrice de l'écorce (1). » Je commençais ainsi, en 1880, un paragraphe consacré aux « troubles sensitifs dans les lésions corticales », et dans le même volume je consacrais un autre paragraphe (2) aux troubles de la sensibilité (générale et sensorielle) dans l'aphasie.

La même année, Raymond Tripier (3) publiait un grand Mémoire sur les anesthésies d'origine corticale. C'est à Tripier (4), dit Long (5), que l'on doit la démonstration expérimentale de la zone sensitivomotrice. Il en donne aussi la démonstration clinique.

La chose a d'abord été discutée (6). Mais les faits se sont multipliés (7) et on admet aujourd'hui généralement

(1) Des localisations dans les maladies cérébrales, 1880, 3e édit., p. 238.

(2) *Ibid.*, p. 269.

(3) Raymond Tripier. De l'anesthésie produite par les lésions des circonvolut. cérébr. *Revue mens. de méd. et de chir.*, 1880, t. IV. —Voir aussi l'*Addition* que j'ai envoyée à ce Mémoire. *Ibid.*, p. 161.

(4) Tripier. Congrès de Genève, 1877, et Mémoire cité ci-dessus, 1880.

(5) Long. *Loc. cit.*, p. 110.

(6) Voir notamment : Ballet. Recherches anatomiques et cliniques sur le faisceau sensitif et les troubles de la sensibilité dans les lésions du cerveau. *Thèse de Paris*, 1881 ; et art. Sensibilité in *Nouveau Dict. de méd. et de chir. prat.*

(7) On trouvera tous ces faits dans la thèse déjà citée de Long, notamment p. 113 et suivantes. — Voir aussi : Brissaud. Des troubles

que la zone dite motrice de l'écorce cérébrale (région périrolandique) est une zone sensitivomotrice.

Diagnostic différentiel de ces deux types d'anesthésie cérébrale. — Cette hémianesthésie corticale a-t-elle des caractères différents de ceux de l'hémianesthésie capsulaire et thalamique? Peut-on cliniquement distinguer ces deux types d'anesthésie cérébrale?

D'abord, sans vouloir reprendre les symptômes sensoriels décrits par Charcot à l'hémianesthésie capsulaire, on peut dire que les sens sont beaucoup plus souvent et plus fortement atteints dans l'anesthésie capsulothalamique que dans l'anesthésie corticale... Dans ce dernier type, il n'y a même de troubles sensoriels que si la lésion dépasse la zone sensitivomotrice périrolandique.

En second lieu, la paralysie est beaucoup plus souvent dissociée, plus fréquemment réduite à des monoplégies, quand la lésion est corticale. Et dans ces cas, l'anesthésie reste parallèle à la paralysie motrice et par suite est plus dissociée, elle aussi, dans les lésions corticales que dans les lésions centrales.

De plus, l'anesthésie corticale peut s'accompagner d'épilepsie jacksonienne; ce qui n'arrive pas pour les anesthésies capsulothalamiques.

Enfin il y a un caractère sur lequel on n'insiste guère : c'est que dans les lésions corticales seules, l'anesthésie peut, comme dans l'hystérie, présenter une distribution segmentaire.

En 1880, j'observais (1) des anesthésies segmentaires et les rapprochais des « observations de Münk et d'autres qui veulent qu'il y ait, dans l'écorce cérébrale, des zones répondant précisément aux grands segments sensitifs que nous avons établis (membres supérieurs, membres inférieurs...) ».

Charcot dit (2), en 1885 : « Cette disposition par segments géométriques que délimitent des lignes circulaires déterminant un plan perpendiculaire au grand axe du membre

de la sensibililité dans les hémiplégies d'origine corticale. Leçons sur les mal. nerv., t. I, 1893, p. 539.

(1) Mémoires divers sur les æsthésiogènes parus, en 1880, dans la *Gaz. hebdom. de méd. et de chir.*, n° 1, p. 3, le *Journal de thérap.*, t. VII, p. 1 et 521, et le *Montpellier médical*, t. XXV, p. 39.

(2) Charcot. Œuv. complètes, t. II, p. 326. Note.

représente vraisemblablement, du moins pour les membres, le type des anesthésies de cause corticale, quelle que soit la lésion qui les produit » ; et en 1893, Déjerine a publié (1) une observation remarquable dans laquelle il y a, pour ainsi dire, une monoplégie d'un membre au double point de vue moteur et sensitif par lésion corticale constatée à l'autopsie. De même, Allen Starr, en 1884, avait cité (2) des monoanesthésies brachiales ou crurales (avec superposition des paralysies motrices) par lésion corticale du cerveau.

Cette distribution segmentaire des anesthésies paraît donc être un bon caractère de plus pour distinguer les lésions corticales des lésions capsulothalamiques.

Troubles de la fonction kinesthésique. — Un mot à part est nécessaire pour les *troubles de la fonction kinesthésique* (3).

Les signes de l'altération de cette fonction sont de deux ordres : *a*) des symptômes qu'il suffit d'*observer*, comme l'ataxie des tabétiques et de certains cérébraux, l'état cataleptiforme, les paralysies par l'obscurité ou l'occlusion des yeux, la perversion (exagération ou abolition) de la sensation de fatigue, l'hyperkinesthésie et l'hyperalgésie kinétique (crampes, akinesia algera de Mœbius); *b*) des symptômes qui n'apparaissent que par l'*expérimentation* du médecin.

Dans ce second groupe, il faut, chez tous les malades, étudier : 1° les sensations perçues, les membres étant en mouvement, *a*) dans les mouvements actifs, *b*) dans les mouvements passifs; 2° les sensations perçues, les membres restant immobiles, *a*) les muscles étant dans le relâchement (notion de position), *b*) les muscles étant en état de tension (sensations de poids et de résistance).

(1) Déjerine. Contribution à l'étude des localis. sensit. de l'écorce. *Revue neurol.*, 1893, p. 50.

(2) Allen Starr. Cortic. les. of the brain. *Amer. Journ. of the med. Sc*, 1884, p. 114 et 366 (*Revue des sc. médic.*, t. XXV, p. 524 et 525).

(3) Voir : les *thèses* de Lamacq (Bordeaux, 1891), Aba (Paris, 1896), Cherechewsky (Paris, 1897), Claparède (Genève, 1897), Bourdicaud-Dumay (Paris, 1897), Verger (Bordeaux, 1897); les *Revues* de Paul Sollier (*Arch. de neurol.*, 1887, t. XIV, p. 81) et V. Henri (*Année psychol.*, 1899, t. V, 399) et ma Communication au Congrès de Paris de 1900. — Voir aussi : un Mémoire (en cours de public.) de Verger dans les *Arch. gén. de médec.* et mon livre sur les Maladies de l'orientat. et de l'équil., 1901.

Les voies anatomiques de cet appareil kinesthésique sont, dans leur trajet cérébral, en contiguïté constante avec les voies centrifuges de la motilité volontaire. Aussi trouve-t-on deux groupes de lésions liées aux troubles kinesthésiques : le groupe des lésions capsulothalamiques et le groupe des lésions corticales.

Pour les lésions capsulothalamiques, la diminution ou l'abolition du sens musculaire fait partie du syndrome décrit par Charcot pour la partie postérieure de la capsule interne. J'en ai publié un cas (1). Je citerai d'autres faits (tous avec autopsie) de Oppenheim (2) (1889), Anton (3) (1893), Redlich (4) (1893), Aba (5) (1896), Bourdicaud-Dumay (6) (1897), Claparède (7) (1897) et Long (8) (1899).

Pour les lésions corticales, il paraît démontré qu'elles siègent dans la zone périrolandique, à côté des neurones moteurs et des neurones de sensibilité générale. On trouvera des preuves anatomocliniques de la chose dans les faits de : Vetter (9) (1878), Grasset (10) (1880), Darschkevitch (11) (1890), Lamacq (12) (1891), Kahler et Pick (1891), Déjerine (13), Madden (14) et Anton (15) en 1893, Allen

(1) Obs. XXI in Localisations dans les maladies cérébrales, p. 342. — Seulement la lésion atteignait aussi les faisceaux blancs souscorticaux (l'écorce était intacte).

(2) Oppenheim. *Charité-Annalen Berlin*, 1889, p. 396 (Cit. Claparède, *loc. cit.*, p. 93).

(3) Anton. *Zeitschr. f. Heilk.*, 1893, t. XIV, p. 313 (Cit. Claparède, *loc. cit.*, p. 112).

(4) Redlich. *Wien. klin. Wochenschr.*, 1893, nos 24-30 (Cit. Claparède, *loc. cit.*, p. 113 en note).

(5) Aba. Thèse citée, 1896, obs. IV, p. 75.

(6) Bourdicaud-Dumay. Thèse citée, 1897, obs. III, p. 28.

(7) Claparède. Thèse citée, obs. I, p. 81.

(8) Long. Thèse citée, 1899, cas X, obs. LI, p. 247.

(9) Vetter. *Arch. f. klin. Med.*, 1878, p. 421 (Cit. Claparède, *loc. cit.*, p. 95).

(10) Obs. XV in Localisations dans les maladies cérébrales, p. 326.

(11) Darschkevitch. *Neurol. Centralbl.*, 1898, p. 714 (Cit. Aba. Thèse citée, p. 45).

(12) Lamacq. Thèse citée. — On y trouvera (p. 66) le résumé de l'étude expérimentale de la question.

(13) Déjerine. Contribution à l'étude des localisations sensitives de l'écorce. *Revue neurol.*, 1893, p. 50.

(14) Madden. *The Journ. of nerv. and ment. Dis.*, 1893, p. 125 (*Revue neurol.*, 1893, p. 110).

(15) Anton. *Zeitschr. f. Heilk.*, 1893, p. 313 (Cit. Claparède, *loc. cit.*, p. 112).

Starr (1) (1894), Dana (2) (1895), Aba (3) (1896), Muratow (4) (1898) et Long (5) (1899).

De tout cela il résulte que la recherche des symptômes kinesthésiques doit toujours être faite dans les maladies de l'encéphale ; mais qu'on ne doit pas s'attendre à trouver dans cette constatation un élément de diagnostic plus précis pour le siège des lésions que dans l'étude des autres symptômes sensitifs.

4. — LE DIAGNOSTIC GÉNÉRAL DE L'HÉMIPLÉGIE ORGANIQUE (6).

Le clinicien doit trouver dans tout ce que nous venons de dire les éléments du diagnostic des lésions de l'appareil sensitivomoteur général. Mais ce tableau peut être simulé par l'hémiplégie hystérique. Comment les distinguer ?

Pour ce diagnostic, il faut d'abord tenir très grand compte des signes *extrinsèques* à l'hémiplégie. Ainsi les causes, l'âge, les lésions cardiovasculaires, l'hérédité, le tempérament antérieur, les stigmates de l'hystérie, l'état général, la fièvre, l'escarre fessière rapide, l'aphasie, la déviation conjuguée... donneront de précieuses indications.

Mais cela ne suffit pas et surtout cela n'est plus d'aucune utilité quand on discute la possibilité d'une association hystéro-organique.

Les principaux signes *intrinsèques* de diagnostic sont tirés de la distribution de la paralysie, de l'état du tonus, des réflexes, des mouvements automatiques, de la sensibilité et de l'évolution.

1° Quand l'hystérie produit des monoplégies, il y a en général un traumatisme initial. La paralysie du facial est

(1) Allen Starr. *Amer. Journ of med. Sciences*, 1894, t. CVII, p. 517 (Cit. Claparède, *loc. cit.*, p. 112).

(2) Dana. *The Journ. of nerv. and mental Dis.*, 1894, p. 961 (*Revue neurol.*, 1895, p. 232).

(3) Aba. Thèse citée, 1897, obs. II, p. 61, et obs. III, p. 65.

(4) Muratow. *Revue* (russe) *de Psych.*, 1897 (*Revue neurol.*, 1898, p. 40), et *Neurol. Centralbl.*, 1898, p. 50 (*Revue neurol.*, 1898, p. 287).

(5) Long. Thèse citée, 1899, cas XIII, p. 268.

(6) Voir : Babinski. Diagnostic différentiel de l'hémiplégie organique et de l'hémiplégie hystérique. *Gazette des hôp.*, 5 et 8 mai 1900 ; les rapports de Ferrier et de Roth au Congrès de Paris de 1900 (section de Neurol.) sur le même sujet et la discussion qui en a suivi la lecture. *Revue neurol.*, 1900, 31 juillet et 15 août.

rare dans l'hystérie; elle a même été niée autrefois par Charcot, alors que Brissaud et Marie ont bien étudié l'hémispasme glossolabié; aujourd'hui son existence est incontestée depuis les travaux de Ballet, Chantemesse et Kœnig. Mais elle reste une rareté. Quand elle existe, au lieu d'être nettement unilatérale, elle est plutôt systématisée.

2° Le tonus est diminué dans l'hémiplégie organique (en dehors des muscles contracturés) et pas dans l'hémiplégie hystérique (Babinski). Ainsi, quand le facial est atteint chez l'hystérique, il n'y a pas cette hypotonie qui, au repos, abaisse le sourcil et efface les plis du front. Les mouvements passifs sont plus faciles à imprimer chez l'organique, soit à la face, soit aux membres : ainsi on détermine plus facilement la flexion exagérée de l'avant-bras sur le bras; au repos, l'épaule est plus abaissée, la main et le pied tombent plus que chez le névrosique.

3° L'exagération des réflexes tendineux et l'abolition des réflexes cutanés appartiennent à l'hémiplégie organique plutôt qu'à l'hystérique. Seulement il faut, avec Babinski, tenir compte chez ce dernier des secousses qui sont des pseudoréflexes d'origine psychique. De même, la trépidation épileptoïde, la danse de la rotule, le signe des orteils de Babinski, n'appartiendraient qu'à la seule hémiplégie organique.

4° Les mouvements automatiques, bien conservés chez l'hystérique, manquent chez l'organique. Ainsi Babinski a insisté sur ce fait que quand, étant allongé sur le dos, un sujet sain veut s'asseoir sur son séant, il doit, pour ne pas soulever le membre inférieur, l'immobiliser à plat par un acte automatique; l'hémiplégique organique ne peut plus faire ce mouvement automatique et, pour s'asseoir, il fléchit sa jambe paralysée sur le bassin et détache le talon du sol du côté hémiplégique; l'hystérique, conservant ses mouvements automatiques, ou ne s'asseoit pas, ou s'asseoit comme tout le monde. Le même auteur a montré aussi que le peaucier du cou intervient automatiquement dans certains mouvements physiologiques (quand le malade ouvre la bouche toute grande, quand il siffle, souffle, avale...). Cette contraction du peaucier disparaît du côté hémiplégique quand il y a lésion et ne disparaît pas dans l'hystérie (signe du peaucier de Babinski).

5° Les sensibilités sont beaucoup plus habituellement et plus profondément atteintes dans l'hystérie que dans la lésion organique; le tableau de l'hémianesthésie sensitivo-sensorielle avec rétrécissement concentrique unilatéral du champ visuel paraît être redevenu l'apanage de la seule hystérie. D'ailleurs, l'anesthésie hystérique est subconsciente, n'influe pas sur les actes automatiques, peut disparaître ou diminuer quand l'attention en est détournée (Déjerine). Dans la lésion organique, l'anesthésie est plus constamment parallèle à la paralysie motrice.

6° L'évolution de la paralysie est bien plus capricieuse et parfois oscillante (comme siège et intensité) dans l'hystérie; des circonstances quelconques, une émotion, la suggestion, peuvent en faire varier la distribution ou l'intensité, opérer des transferts, des dissociations. Le début est bien exceptionnellement apoplectique dans le vrai sens du mot; s'il y a des contractures, elles s'établissent d'emblée, brusquement, dès le début, au lieu que, dans l'hémiplégie organique, on les voit s'annoncer par les autres signes d'hypertonicité, s'établir progressivement et définitivement.

II. — LE SYNDROME DE L'APPAREIL CENTRAL DE LA VISION.

Nous étudierons (1) successivement : 1° les troubles sensoriels (et sensitifs); 2° les troubles moteurs.

1. — LES TROUBLES SENSORIELS.

Nous savons (2) que la lésion des voies sensorielles produira : l'amblyopie (dans un œil), si elle siège en avant du chiasma; l'hémianopsie homonyme (dans les deux yeux), si elle siège au delà du chiasma vers le centre.

Amblyopie. — *L'amblyopie directe* est le symptôme de la lésion d'un nerf optique (3) ; rétrécissement, concentrique ou irrégulier, du champ visuel; diminution de l'acuité

(1) Voir nos Leçons sur la sémiologie clinique de la vision (voies nerveuses intracran.), recueillies (1897) et publiées par VEDEL in Leç. de clin. médic., t. III, 1898, p. 419; et VIALET, Les centres cérébraux de la vision et l'appareil nerveux visuel intracérébr. *Thèse de Paris*, 1893.

(2) *Anat. clinique*, p. 35. — Voir plus récemment : CRISPOLTI, Localisat., limites et fonctions du centre cortical de la vision chez l'homme, *La Clinica mod.*, 1900, p. 234 et *Gaz. hebdom.*, 1900, p. 889.

(3) Par le tableau de la page 72 de notre *Anatomie clinique*, on voit que, malgré son nom, le nerf optique appartient bien déjà aux centres nerveux et par suite à notre sujet actuel.

visuelle jusqu'à l'amaurose; dyschromatopsie, achromatopsie; scotome central avec zone amblyope autour; phénomènes entoptiques (1)... L'examen du fond de l'œil est particulièrement instructif dans ces cas.

Une lésion au niveau même du chiasma peut produire une hémianopsie hétéronyme (région nasale (2) anesthésiée des deux côtés), qui est une demi-amblyopie nasale bilatérale : on a signalé ce symptôme dans l'acromégalie dont la lésion serait habituellement dans le corps pituitaire. Il existe notamment des cas de Schultze (3), Boltz (4) et Packard (5). Ce même symptôme a été observé et étudié par Oppenheim (6), Spanbock et Steinhaus (7), et Dariex (8).

L'amblyopie unilatérale croisée a fait partie du syndrome des lésions de la capsule interne. Pour la comprendre avec la semidécussation (9) du chiasma, il faut des hypothèses compliquées que j'avais exprimées autrefois dans un schéma (10) mais qu'il me paraît falloir abandonner.

(1) Voir pour tout cela, les traités spéciaux d'ophtalmologie et aussi Mayet. Traité de diagn. médical et de séméiol., 1898, t. II, p. 75.

(2) C'est ce que l'on appelle l'hémianopsie temporale, parce que ce sont les objets externes qui ne sont pas vus.

(3) Schultze. Obs. XVII de la thèse de Souza-Leite sur l'acromégalie. Paris, 1890.

(4) Boltz. *Deuts. med. Wochenschr.*, 1892, p. 635 (Cit. Rauzier dans notre Traité, t. II, p. 230).

(5) Packard. *The Amer. Journ. of the med. Sc.*, 1892, p. 660.

(6) Oppenheim, *Berl. klin. Wochenschr.*, 1887, n° 36 (Cit. Rauzier, *loc. cit.*, t. II, p. 952).

(7) Spanbock et Steinhaus, *Neurol. Centralbl.*, 1897, p. 491.

(8) Dariex, Congrès d'ophtalmol. de Paris, 1898 (*Revue neurol.*, 1899, p. 285).

(9) Malgré les objections faites (Michel, Kölliker), il faut continuer à admettre cette semidécussation *chez l'homme*. Voir : Telatnik, *Confér. de la clin. neuro-psychiatr. de St-Pétersbourg*, 21 octobre 1896 (*Revue neurol.*, 1897, p. 61), et *Revue* (russe) *de Psych.*, 1897, n° 9 (*Revue neurol.*, 1898, p. 66) (Travail du laborat. de Bechterew). — Bechterew. *Revue* (russe) *de Psych.*, 1897, n° 10 (*Revue neurol.*, 1898, p. 33), et *Neurol. Centralbl.*, 1898, p. 199 (*Revue neurol.*, 1898, p. 327) (travail complet). — Wieting. *Von Graef's Arch. f. Ophtalmol.*, 1898, t. XLV, p. 75 (*Revue neurol.*, 1898, p. 635).

(10) *Montpellier médical*, 1883, t. L, p. 159. — On m'a beaucoup reproché (Seguin. *Arch. de neurol.*, 1886, t. XI, p. 176) le double entrecroisement du nerf optique dans ce schéma. Mais il y a d'autres schémas analogues (Landouzy. *Progrès médical* et *Soc. anat.*,

Il est probable que dans beaucoup des cas décrits comme capsulaires organiques, il y avait de l'hystérie. Si quelques faits ultérieurs, bien observés et suivis d'autopsie complète, résistaient à cette interprétation, on pourrait reprendre la théorie de Lannegrace (1) que Bechterew (2) a défendue ensuite et d'après laquelle l'amblyopie, dans ces cas, ne serait pas un symptôme direct de la lésion des voies optiques en un point quelconque de leur trajet intra-hémisphérique, mais une conséquence de la lésion du trijumeau, exerçant indirectement son action sur le nerf optique lui-même. En fait, il y a un rapport constant (Féré) entre l'amblyopie et l'anesthésie oculaire du même côté. L'amblyopie serait alors le résultat d'un trouble trophique de la rétine, concomitant du trouble sensitif (Lannegrace), ou le résultat de l'irrigation insuffisante de la rétine par spasme artériel (Bechterew).

En tout cas, il reste acquis que l'amblyopie unilatérale croisée n'est le symptôme direct de la lésion d'aucun point spécial des voies optiques audelà du chiasma.

Hémianopsie. — L'*hémianopsie* homonyme bilatérale est le symptôme de la lésion unilatérale des voies optiques depuis le chiasma jusqu'au centre cortical de la scissure calcarine.

Le plus souvent, le sujet a en plus la vision centrale de près, par la persistance du faisceau maculaire. La vision centrale peut ainsi persister dans l'hémianopsie double (par lésion corticale bilatérale), qui alors n'entraîne pas la cécité absolue. Tel est le cas de Deyl (3), confirmant l'opinion de Monakow, d'après lequel la macule ne se projette

1879, pour la déviation conjuguée ; BRISSAUD. Leç. sur les mal. nerv., 1895, p. 555, pour les voies intramédullaires de la sensibilité) avec des doubles entrecroisements, que d'ailleurs la notion des neurones successifs rend plus acceptables. La vérité est que l'on ne peut pas admettre le schéma de Charcot sans le compléter par le mien (Voir : LAGRANGE. Précis d'ophtalmol., 1897, p. 462). — Mais, en fait, les observations récentes obligent à abandonner l'un et l'autre.

(1) LANNEGRACE. Influence des lésions corticales sur la vue. *Arch. de méd. expériment.*, 1889, p. 87. Réimpr. in Travaux... Montpellier, 1895, p. 509.

(2) BECHTEREW. Ueb. die Wechselbeziehung zwisch. gewahnl. u. sensoriel. Anæsth. (Functionsabn. d. Sinnesorg.) auf Grund klin. u. experiment. Thaten. *Neurol. Centralbl.*, 1894, t. XIII, p. 252 et 297. Voir aussi : SOURY, *loc. cit.*, p. 1433.

(3) DEYL. *Soc. des méd. tchèques de Prague*, 22 novembre, 1897 (*Revue neurol.*, 1898, p. 89).

pas dans l'écorce, mais dans les centres optiques primaires. Mais il y a aussi des cas contradictoires dans lesquels la destruction du centre cortical supprime même la vision centrale. Tel est le cas de Kustermann (1).

L'hémianopsie peut ne porter que sur les couleurs (hémiachromatopsie). Ainsi, un malade de Gaudenzi (2) avait conservé dans la moitié achromatopsique une sensibilité particulière renseignant vaguement sur la quantité de lumière émise par les objets éclairés et sur leur forme.

L'hémianopsie peut être partielle et ne frapper qu'une partie de la moitié du champ visuel. Ainsi Henschen (3) a décrit quatre cas d'hémianopsie en secteur (quadrant), dont un avec autopsie, qui confirment son idée que la rétine se projette dans le centre de la vision. Enfin, de Lapersonne (4) a attiré l'attention sur une hémianopsie horizontale inférieure qui est une hémianopsie partielle bilatérale.

Un mot, en finissant ce paragraphe symptomatique, sur les rapports de l'hémianopsie avec la cécité verbale. J'ai attiré l'attention sur la coïncidence de l'hémianopsie et de l'aphasie en 1873 (5), à propos d'un fait observé chez le professeur Dupré, et y suis revenu en 1878 (6), citant alors des observations analogues de Galezowski et de Huguenin. Bellouard et Gille (1880), Féré (1882) en publient de nombreux exemples. Stœber (1883) relate l'opinion plus ancienne (1874) de Schœn. Puis Wernicke précise que c'est avec la cécité verbale que l'hémianopsie coïncide. Charcot et son élève Bernard admettent la coïncidence que Brissaud et Jean Charcot inscrivent dans les classiques. Dans ces derniers temps, Déjerine a publié des cas avec autopsie dans lesquels la lésion atteignait les deux centres de l'aphasie et de la vision (obs. IV et V de Vialet). Mais le même auteur a également observé un cas (obs. III de Vialet) dans lequel le centre de la vision était seul atteint;

(1) Kustermann, *Monatsschr. f. Psych. u. Neurol.*, 1897, p. 335 (*Revue neurol.*, 1898, p. 618).

(2) Gaudenzi. *R. Acad. d. medic. di Torino*, juin 1899 (*Revue neurol.*, 1899, p. 737).

(3) Henschen. Congrès de Moscou, 1897 (*Revue neurol.*, 1897, p. 619).

(4) De Lapersonne et Grand. *Presse médic.*, 1897, p. 162 (*Revue neurol.*, 1897, p. 222).

(5) Observation d'aphasie complète suivie de guérison. *Montpellier méd.*, 1873, t. XXX, p. 93.

(6) Aphasie avec hémiplégie droite et hémianesthésie; des troubles de sensibil. (générale ou spéciale) dans l'aphasie. *Montpellier méd.*, 1878, t. XL, p. 414, et Localisat. dans les mal. cérébr., 3e édition, 1880, p.

le centre du langage était intact et l'aphasie devait être attribuée à l'altération du faisceau longitudinal inférieur qui unit le centre visuel au centre du langage. Nous y reviendrons dans le chapitre des aphasies.

L'étude *anatomique* du siège des lésions dans l'hémianopsie peut s'appuyer aujourd'hui sur un nombre suffisant de faits (avec autopsie).

Pour le centre cortical, nous avons d'abord les trois cas, en quelque sorte historiques, de Hun (1) (1887), Henschen-Nordenson (2) et Déjerine-Vialet (3). On peut y ajouter : deux de Kustermann (4), deux de Touche (5), un de Marie et Crouzon (6) et un de Ferrand (7).

Pour les radiations optiques, j'aicité un cas personnel (8) et j'en ai rapproché cinq autres : un de Chauffard (9), deux de Von Monakow (10) et deux de Déjerine (11).

Henschen (12) a vu un très beau cas d'hémianopsie partielle (en quadrant) par lésion du corps genouillé externe.

Enfin Joffroy (13) a publié un fait sans autopsie dans lequel les symptômes concomitants permettent d'admettre une lésion d'une bandelette optique, très près du chiasma.

2. — LES TROUBLES MOTEURS.

L'appareil moteur de la vision (14) comprend : les nerfs directeurs du regard et les nerfs protecteurs de l'œil et de l'accommodation.

(1) Hun. Obs. XLVIII de Vialet, p. 163.

(2) Henschen-Nordenson. Obs. LXXXV de Vialet, p. 210.

(3) Déjerine-Vialet, p. 224 de la thèse de Vialet.

(4) Kustermann. *Monatschr. f. Psych. u. Neurol.*, 1897, p. 335 (*Revue neurol.*, 1898, p. 648).

(5) Touche. Deux cas de ramollissement des centres corticaux de la vision avec autopsie. *Arch. gén. de médec.*, 1899, t. I, p. 700.

(6) Marie et Crouzon. *Soc. de neurol.*, 11 janvier 1900. *Revue neurol.*, 1900, p. 63.

(7) Ferrand (Service de P. Marie). *Soc. de neurol.*, 3 mai 1900. *Revue neurol.*, 1900, p. 431.

(8) Leçons citées sur la séméiologie de la vision, p. 423.

(9) Chauffard. *Revue de médec.*, 1888, p. 131.

(10) Von Monakow. Obs. LXXV (p. 202) et LXXXVII (p. 213) de Vialet.

(11) Déjerine. Obs. IV et V de Vialet.

(12) Henschen. Congrès de Moscou, 1897. *Revue neurol.*, 1897, p. 619, et *Neurol. Centralbl.*, 1898, p. 194 (*Revue neurol.*, 1898, p. 480).

(13) Joffroy. Syndr. tempor. de Weber avec hémiopie perman. *Nouv. Iconog. de la Salpêtr.*, 1898, t. XI.

(14) Voir : *Anatomie clinique*, p. 39.

Nerfs directeurs du regard. — Les nerfs *directeurs du regard* comprennent les nerfs directeurs latéraux (N. hémioculomoteurs, lévogyre et dextrogyre) et les nerfs directeurs en haut et en bas (*N. suspiciens* et *despiciens*).

1° Pour faciliter l'étude des symptômes produits par l'altération des nerfs *directeurs latéraux*, je suis obligé de revenir sur le schéma des nerfs hémioculomoteurs pour le préciser et le compléter (1) (fig. 1).

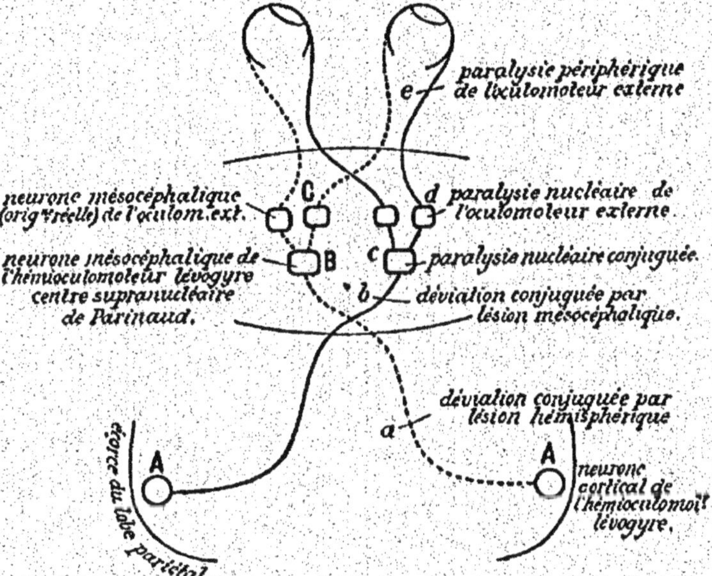

Fig. 1. — Schéma des paralysies oculaires.

Dans l'écorce du lobe pariétal droit est le neurone supérieur A de l'hémioculomoteur lévogyre. Après avoir traversé le centre ovale, la région capsulaire et le pédoncule, ce nerf hémioculomoteur traverse la ligne médiane et rencontre son neurone mésocéphalique ou inférieur B. Là, l'hémioculomoteur se dissocie, envoie ses fibres aux noyaux mésocéphaliques (origine réelle) de l'oculomoteur externe et de l'oculomoteur commun C. De ces neurones

(1) Le schéma de cette figure 1 doit remplacer la figure 10 (p. 16) de notre *Anatomie clinique*.

partent le nerf du droit externe du même côté (gauche) et le nerf du droit interne du côté opposé (droit).

Le schéma ci-contre résume cette disposition. C'est moins une hypothèse que l'expression graphique des faits anatomocliniques actuellement connus.

La *déviation conjuguée des yeux* est le symptôme d'une lésion portant sur l'hémioculomoteur, dans les régions *a* et *b* du schéma, soit dans l'hémisphère, soit dans le mésocéphale, avant le neurone mésocéphalique B.

L'attention est attirée sur ce symptôme, en 1868, par Prévost dans une thèse (1) historique, faite sous l'inspiration de Vulpian, et pose la règle que le malade regarde sa lésion quand elle est hémisphérique, tandis qu'il peut regarder du côté opposé si la lésion est mésocéphalique.

On publie un certain nombre d'exceptions à cette loi clinique. Landouzy montre notamment que, sur trente-trois cas, il y en a dix d'exceptionnels. Alors il pose l'idée féconde que la déviation conjuguée peut, suivant les cas, être d'ordre convulsif ou d'ordre paralytique et qu'il faut distinguer, pour le sens de cette déviation, les lésions irritatives et les lésions destructives. Seulement, dans ce premier travail (thèse de Paris, 1876), il pose alors la règle que, dans les lésions hémisphériques, le malade regarde sa lésion quand il y a convulsion et le côté opposé quand il y a paralysie. C'est le contraire qu'il fallait dire.

En 1879, nous avons établi, Landouzy et moi, indépendamment l'un de l'autre (2), la règle clinique qui est aujourd'hui classique et généralement acceptée : *dans les lésions des hémisphères, s'il y a déviation conjuguée, le malade regarde l'hémisphère lésé quand il y a paralysie et ses membres convulsés quand il y a convulsion*.

Dans ces mêmes Mémoires, Landouzy et moi avons essayé d'établir que la région corticale dont la lésion entraîne la déviation conjuguée est vers le pli courbe ; opinion admise aujourd'hui par beaucoup d'auteurs (Picot, Henschen, Wernicke,..) (3).

(1) PRÉVOST. De la déviation conjuguée des yeux et de la rotation de la tête dans certains cas d'hémiplégie. *Thèse de Paris*, 1868. Voir aussi le Mémoire du même auteur dans le Volume jubilaire de la Société de Biologie, 1899.

(2) Le Mémoire de Landouzy a été communiqué à la *Société anatomique* de Paris le 18 avril 1879 et publié dans le *Progrès médical* en septembre. Le mien a été communiqué à l'*Académie de Montpellier* le 5 mai 1879 et publié dans le *Montpellier médical* en juin de la même année.

(3) Voir *Anatomie clinique*, p. 41. — Flechsig a fait au con-

Pour Ferrier, le pli courbe est une des deux régions dont l'excitation entraîne la déviation des yeux du côté opposé, l'autre centre étant au pied de la deuxième frontale. Divers auteurs (1) ont insisté sur cette dernière localisation et il y a en effet des cas de déviation conjuguée par lésion de cette aire frontale (2).

Je crois qu'il faut voir dans cette aire frontale le centre sensitivomoteur de l'hémioculomoteur, le centre sensoriomoteur se trouvant dans le lobule pariétal inférieur. Car les mouvements de direction des yeux peuvent se produire par provocation sensorielle (nerf hémioptique) ou par provocation sensitive générale (trijumeau). Le centre oculomoteur correspondant est dans le voisinage du centre de chacun de ces nerfs sensitifs (lobule pariétal inférieur pour l'hémioptique, aire frontale pour le trijumeau).

En tout cas, alors même que cette conception du centre cortical double de l'hémioculomoteur devrait être modifiée, il reste une chose absolument et définitivement démontrée (3) : c'est qu'il y a dans l'écorce une zone (ou plusieurs) dont la destruction fait la déviation conjuguée du côté opposé ; donc il y a dans l'écorce un centre (ou plusieurs) qui innerve le droit interne du même côté et le droit externe du côté opposé. Donc, si nous admettons que c'est le centre cortical qui fait l'unité d'un nerf, il faut admettre un nerf hémioculomoteur ou rotateur du globe oculaire (dextrogyre ou lévogyre) qui aboutit, à la périphérie, au droit externe d'un côté et au droit interne de l'autre (fig. 1).

La règle ci-dessus s'applique aux cas dans lesquels la déviation conjuguée est produite par une lésion siégeant entre le neurone cortical A (fig. 1) et l'entrecroisement des hémioculomoteurs, par exemple en *a*.

Au delà de l'entrecroisement, le sens change naturelle-

traire des objections à cette manière de voir (Soury, *loc. cit.*, p. 952) et croit plutôt à une action à distance qu'à un centre vrai dans le lobe pariétal : il suffit que le principe anatomoclinique reste de la coïncidence entre la déviation conjuguée et la lésion du lobule pariétal inférieur. C'est au lobule pariétal inférieur et au pli courbe que le centre cortical de la déviation conjuguée est figuré sur les planches murales classiques de Strümpell et de Jakob.

(1) Voir : Soury, *loc. cit.*, p. 953.

(2) Voir : Joanny Roux, *loc. cit.*, p. 182.

(3) Le chiasma oculomoteur (semidécussation de l'oculomoteur commun). *Revue neurol.*, 1897, t. V, p. 321, et Leç. de clin. médic., t. III, 1898, p. 502.

ment, et quand la lésion siège en un point comme *b*, la règle est inverse de celle que nous avons énoncée ci-dessus.

Les faits à l'appui de ces propositions sont aujourd'hui trop nombreux et trop concordants pour que nous devions les citer ici (1).

Quand la lésion siège en *c*, au niveau du neurone mésocéphalique B de l'hémioculomoteur, il y a *paralysie conjuguée*, le plus souvent sans déviation conjuguée. Ce qui différencie la paralysie conjuguée sans déviation de la déviation conjuguée paralytique, c'est que, dans ce dernier cas, le tonus est paralysé du côté atteint et alors le tonus non compensé des muscles sains provoque la déviation, tandis que, dans le premier cas, le tonus n'est pas paralysé du côté atteint : ce qui semblerait indiquer que les voies du tonus et les voies de la motricité volontaire se confondent au-dessus du neurone mésocéphalique, tandis qu'elles seraient séparées (et atteintes séparément) au niveau même de ce neurone. En d'autres termes, le tonus et la motricité volontaire auraient des neurones mésocéphaliques distincts.

C'est Parinaud (2) qui a nettement attiré l'attention sur ces paralysies conjuguées (3). Il rappelle les premières observations de Foville fils (1858) et de Féréol, puis celles de Priestley Schmidt (1876), Quioc (1881) et Garel (1882), enfin il cite les siennes propres, parmi lesquelles j'en signalerai deux très nettes de paralysie du dextrogyre (4).

Ces neurones mésocéphaliques du dextrogyre et du lévogyre ou neurones de latéralité constituent ce que Parinaud (5) appelle les *centres supranucléaires*, distincts des centres nucléaires proprement dits (les centres nucléaires sont l' « origine réelle » des nerfs périphériques).

J'ai attiré plus spécialement l'attention (6) sur les cas

(1) Voir : Picot. Leçons de clin. médic., 2e série, 1892, p. 156, et Soury, *loc. cit.*, p. 949.

(2) Parinaud. Paralysie des mouvements associés des yeux. *Arch. de neurol.*, 1883, t. V, p. 145.

(3) Voir encore, sur ces paralysies conjuguées : Vastaroni et Cresi. *Ann. di neurol.* (*Revue neurol.*, 1897, p. 114); Sachs, *Arch. f. Augenh.*, 1898, p. 9 (*Revue neurol.*, 1898, p. 643); Wolff. *Arch. of Opht.* (*Revue neurol.*, 1898, p. 643).

(4) Parinaud, *loc. cit.*, obs. II et III, p. 155.

(5) Parinaud. *Soc. de neurol.*, 7 juin 1900. *Revue neurol.*, 1900, p. 528.

(6) Un type spécial de paralysie alterne motrice (type Foville), pa-

dans lesquels la paralysie conjuguée est alterne par rapport au facial ou aux membres.

Dans un premier groupe de faits, les membres sont paralysés d'un côté, le facial et l'hémioculomoteur de l'autre; c'est le type Foville du syndrome Millard-Gubler : la lésion siège alors à la partie inférieure de la protubérance.

Dans un second groupe de faits, les membres et le facial sont paralysés d'un côté et l'hémioculomoteur de l'autre; c'est le type Foville du syndrome Gubler-Weber (1) : la lésion siège à la partie supérieure de la protubérance.

Cela prouve que l'hémioculomoteur s'entrecroise le premier (au haut de la protubérance), le facial ensuite (bas de la protubérance), le faisceau des membres plus bas (bulbe). D'où les trois groupes suivants de syndromes :

1° Syndrome pédonculaire : paralysie croisée de l'hémioculomoteur, du facial et des membres;

2° Syndrome protubérantiel supérieur (Gubler-Weber) : paralysie directe de l'hémioculomoteur, croisée du facial et des membres;

3° Syndrome protubérantiel inférieur (Millard-Gubler) : paralysie directe de l'hémioculomoteur et du facial, croisée des membres.

Indépendamment des centres supranucléaires de latéralité, il y a des *centres supranucléaires de convergence* (Parinaud) (2).

La lésion de ces centres entraîne les troubles isolés de la convergence.

Il y aurait là, dans ce centre supranucléaire, des neurones présidant à la contraction des muscles convergents et au relâchement des muscles divergents : ce qui répondrait à la faculté que nous avons d'augmenter ou de diminuer progressivement le degré de convergence dans la fixation d'objets plus ou moins éloignés (3) (Parinaud). Les

ralysie des membres d'un côté, du facial et de l'hémioculomoteur rotateur des yeux de l'autre, *Soc. de neurol.*, 5 juillet 1900. *Revue neurol.*, 1900, p. 587. — Il faut joindre aux faits cités dans cette note une observation de PARINAUD, *loc. cit.*, obs. I, p. 152.

(1) Voir plus haut, p. 9.

(2) PARINAUD. Mémoire cité des *Arch. de neurol.*, p. 162. — Voir récemment les observations de DOR, *La Clin. ophtalmol.*, 1898 (*Revue neurol.*, 1898, p. 644), et Congrès d'ophtalmol. de Paris, 1898 (*Revue neurol.*, 1898, p. 846).

(3) Rigoureusement, ces paralysies de la convergence et de la di-

altérations de ces neurones entraînent soit l'impossibilité de la convergence, soit l'impossibilité de la divergence.

Une des observations de Parinaud a été suivie d'autopsie : il y avait un néoplasme de la partie supérieure du mésocéphale (1).

Ces centres supranucléaires de latéralité et de convergence sont bien indépendants les uns des autres, puisqu'ils peuvent être atteints isolément. C'est ce qui est arrivé notamment dans le cas de Raymond (2) : paralysie du dextrogyre et du lévogyre avec intégrité de la convergence; lésion tuberculeuse au voisinage des tubercules quadrijumeaux.

La lésion, siégeant en *d*, dans les neurones mésocéphaliques C, origine réelle des nerfs périphériques (IIIe et VIe paires), entraîne des *paralysies non conjuguées*. Ce sont les paralysies *nucléaires* des oculomoteurs.

Ce groupe de symptômes est connu et analysé depuis longtemps. Je n'insiste pas.

2° L'anatomie (3) est peu avancée encore sur les nerfs *directeurs du regard en haut et en bas* (N. suspiciens et despiciens). Mais la clinique connaît leur séméiologie et leur décrit des troubles conjugués (convulsions et paralysies) et des troubles dissociés.

La distinction entre le spasme et la paralysie n'est pas toujours facile, comme en témoigne l'histoire de ce malade présenté à la Société de Neurologie par Crouzon (4) comme atteint de « tic d'élévation des deux yeux » et, quelques mois après, par Babinski comme atteint de « paralysie du mouvement associé de l'abaissement des yeux ». Cette dernière interprétation me paraît plus vraisemblable et alors nous aurions là un exemple de paralysie du nerf despiciens.

Dans le Mémoire déjà cité de 1883, Parinaud a attiré l'attention sur ces paralysies conjuguées d'élévation ou d'abaissement du regard. Il en a cité des observations per-

vergence devraient figurer plutôt dans les troubles des nerfs de l'accommodation.

(1) Parinaud, *loc. cit.*, p. 161.

(2) Raymond. Congrès de médecine de Paris. *Revue neurol.*, 1900, p. 719.

(3) Voir : *Anat. clin.*, p 17.

(4) Crouzon. *Soc. de neurol.*, 11 janvier 1900. *Revue neurol.*, 1900, p. 54.

sonnelles (1) et une observation de Priestley-Schmidt (1876 et Babinski en a rapproché des faits de Schrœder et de Teillais (2).

L'existence clinique de ces troubles conjugués est donc indiscutable. La localisation anatomique de leur lésion reste encore obscure.

Les voies motrices du nerf suspiciens aboutissent au droit supérieur et au petit oblique (IIIe paire) et celles du nerf despiciens au droit inférieur (IIIe paire) et au grand oblique (IVe paire). Chacun de ces nerfs vient d'un noyau mésocéphalique (origine réelle) bien connu. Au-dessus de ces noyaux *doit* se trouver un neurone, également mésocéphalique, d'association, lequel reçoit ses fibres nerveuses d'un neurone cortical. Il *doit* donc exister dans le lobe pariétal inférieur (?) un centre pour chacun de ces nerfs : chaque centre agissant soit sur le segment supérieur, soit sur le segment inférieur des deux globes oculaires.

Les faits cliniques justifient cette conception, mais les faits anatomiques manquent pour en préciser la description.

Donc, comme pour les nerfs directeurs latéraux du regard, on conçoit ici : 1° des troubles conjugués par lésion du neurone cortical et de ses prolongements et par lésion du neurone mésocéphalique supérieur; 2° des troubles non conjugués par lésion des neurones mésocéphaliques inférieurs et de leurs prolongements (noyaux et nerfs).

Nerfs de protection et d'accommodation. — Pour la séméiologie des nerfs de *protection* et d'*accommodation*, nous étudierons successivement les nerfs palpébraux et les nerfs de la pupille.

Les nerfs *palpébraux* président à la fermeture et à l'ouverture des paupières : orbiculaire des paupières (VIIe paire) et élévateur de la paupière supérieure (IIIe paire).

Il y a d'abord tout un groupe de symptômes se développant dans ces nerfs à la suite d'une lésion corticale (3).

(1) Parinaud, *loc. cit.*, p. 158.

(2) Teillais. De quelques paralysies combinées des muscles de l'œil. Paralysie des mouvements d'élévation ou d'abaissement des deux côtés, avec intégrité des mouvements de latéralité. Paralysie de la convergence. *Bull. de la Soc. franç. d'ophtalmol.*, 1899, p. 495.

(3) Voir : *Anal. clin.*, p. 48.

En 1876, j'ai publié (1) la première observation qui tend à placer dans le pli courbe le centre du releveur de la paupière supérieure. Peu après (1877), Landouzy publie dans les *Archives générales de médecine* un important travail qui met hors de doute l'existence de la blépharoptose d'origine corticale et en place le centre dans le lobule pariétal inférieur. Chauffard (1881), Surmont (1886), Lemoine (1887) et Herter (2) (1895) publient des observations confirmatives. Pitres (1895) dit que cette localisation « ne doit pas être repoussée comme une hypothèse inacceptable » et c'est au pli courbe ou au lobule du pli courbe que, dans son Précis de Physiologie, Hédon place le centre moteur des paupières sur son schéma de la situation des centres corticaux.

Ce centre pariétal est sensoriomoteur. Un assez grand nombre de faits prouve que l'élévateur de la paupière supérieure a aussi un centre sensitivomoteur dans la région périrolandique. A cette innervation sensitivomotrice appartiennent les réflexes d'origine non visuelle, comme les mouvements des paupières pour faire cheminer les larmes. C'est ce centre antérieur qui est lésé dans les cas d'hémiplégie vulgaire avec ptosis, signalés et réunis par Mirallié (1899).

Quant à l'orbiculaire, nous avons déjà dit plus haut (p. 8) que le facial supérieur a, lui aussi, un double centre (sensoriomoteur et sensitivomoteur) dans les mêmes régions que l'élévateur de la paupière supérieure.

En somme, les deux muscles antagonistes (élévateur de la paupière supérieure et orbiculaire des paupières) forment un système unique : chaque mouvement de fermeture ou d'ouverture des yeux étant produit par la contraction de l'un et le relâchement (actif) de l'autre. Cet appareil est donc innervé par un nerf unique, nerf de protection de l'œil, formé à la périphérie par le filet de l'élévateur et par le filet de l'orbiculaire, mais tirant son unité de son centre cortical unique, situé à la fois dans l'aire pariétale inférieure et dans l'aire périrolandique.

Nous avons donc des symptômes (paralysie ou spasme des paupières) d'origine corticale, dont la lésion répond à l'un des deux sièges que nous venons d'indiquer. Dans

(1) Méningite Paral. limitée à la paupière supér. gauche : lésion à l'extrémité de la scissure parallèle droite. Observ. et réflex. *Progrès médical*, avril 1876.

(2) Herter. *Journ. of nerv. and mental Dis.*, 1895, t. XX, p. 18. (Cit. Soury, *loc. cit.*, p. 951).

l'analyse de ces symptômes, il faut toujours noter l'état des *réflexes* palpébraux : c'est par là qu'on peut préciser le siège de la lésion.

J'ai publié (1) l'observation d'un homme qui ne pouvait pas fermer les yeux volontairement, mais qui les clignait à la lumière ou à l'approche brusque d'un objet et qui les fermait en dormant. J'en ai rapproché une observation de Magnus (2) (1837); à l'autopsie faite par Froriep (3), on trouva un kyste hémorragique ayant détruit deux circonvolutions dans l'hémisphère droit, au bord externe, là où le lobe antérieur et le lobe moyen se confondent. Il y a aussi un fait de Tiling (4) (1874) : foyer de ramollissement bilatéral, cortical et un peu souscortical, occupant les deux circonvolutions centrales et le lobule pariétal inférieur, et un fait de Tournier (5) (1898) : ramollissement à droite dans la capsule externe et le segment externe du noyau lenticulaire; à gauche, région analogue et tumeur sur le pli de passage du lobule pariétal supérieur avec la pariétale ascendante.

Dans tous ces faits, la lésion siège au-dessus des noyaux gris de la base où seraient les centres des réflexes de clignement et d'éblouissement (tubercules quadrijumeaux) (6). Il serait intéressant de savoir si la persistance de l'occlusion automatique des yeux pendant le sommeil n'implique pas une lésion encore plus élevée, suspolygonale, par exemple.

Quand la lésion siège au-dessous des centres primaires optiques, les mouvements automatiques et réflexes sont abolis comme les mouvements volontaires. Mais les troubles notés peuvent encore être conjugués.

Plus bas encore, au niveau des origines réelles des nerfs,

(1) Leç. de clin. médic., t. III, p. 493.

(2) MAGNUS, *Muller's Archiv*, 1837, p. 253 (LÉPINE, *Revue mens. de médec. et de chir.*, 1877, p. 917). Obs. XXVI de GALAVIELLE, *thèse de Montpellier*, 1893.

(3) Publiée par ROMBERG dans la 3e édition de son livre et en France, par DAVAINE (1852) dans son *Mém. sur la paral. double du facial.*

(4) TILING. *Petersb. med. Zeitschr.*, 1874, p. 251 (WERNICKE. *Arch. f. Psych.*, t. XX, p. 273).

(5) TOURNIER. *Revue de médec.*, 1898, p. 671 (Cit. JOANNY ROUX).

(6) Voir : *Anat. clinique*, p. 51 et 52. Récemment (1900) Pavlow, dans un Mémoire sur lequel nous reviendrons au chapitre de l'Orientation et de l'Equilibre, a insisté sur les connexions établies par le faisceau tectobulbaire prédorsal entre les fibres de la bandelette optique (par le tubercule quadrijumeau supérieur) et les noyaux des oculomoteurs.

nous n'avons plus que des troubles dissociés portant sur certains nerfs ou sur certaines parties des nerfs périphériques.

Avec les divers sièges de lésions que nous venons d'indiquer, on peut avoir de l'inégalité pupillaire (anisocorie) (1).

L'appareil nerveux de la *pupille* est formé de deux nerfs antagonistes (2) qui viennent de l'oculomoteur commun pour le resserrement, et du grand sympathique pour la dilatation.

Il y a un centre supérieur cortical (Ferrier) placé par Piltz (1899) à la jonction du lobe pariétal et du lobe occipital, près de la ligne médiane (3) chez le lapin. Par là passe ce que l'on appelle le réflexe d'accommodation volontaire. Quand nous fixons un objet plus ou moins éloigné, si même par la pensée et dans l'obscurité nous regardons un objet éloigné ou rapproché (4), il se produit des mouvements dans l'iris (et aussi des mouvements de convergence ou de divergence). Ces mouvements automatiques (ou réflexes supérieurs) ont l'écorce pariéto-occipitale pour centre, et l'oculomoteur commun pour voie centrifuge. C'est de ce centre cortical que partent les dilatations pupillaires par émotions et impressions psychiques et les dilatations volontaires observées par Bechterew (1895).

Au-dessous sont les centres primaires optiques, à la base du cerveau, vers les tubercules quadrijumeaux (5) : centres des réflexes d'accommodation d'origine visuelle. D'où la loi clinique de Wernicke : 1° si la voie nerveuse des fibres pupillaires du nerf optique est interrompue derrière les tubercules quadrijumeaux, l'arc réflexe allant de la rétine à ces ganglions demeure intact et les pupilles réagissent comme d'ordinaire à l'excitation lumineuse ; 2° si la voie nerveuse est intéressée en avant des tubercules quadrijumeaux, le réflexe lumineux pupillaire fera défaut. Leyden (1892) a publié la première observation, avec autopsie, confirmant cette règle. Vialet en cite d'autres, éga-

(1) Frenkel. Etude sur l'inégal. pupill. dans les mal. et chez les personnes saines. *Revue de médec.*, 1897 et 1898.

(2) Voir : *Anal. clinique*, p. 54.

(3) Ellenberger place ce centre sur le gyrus central antérieur et postérieur et le gyrus suprasylvien antérieur, et Landois à la partie antérieure des 3e et 4e circonvolutions arciformes (Cit. : Frenkel. Mém. cit. plus loin, p. 516).

(4) Voir : Piltz. Sur les nouveaux signes pupill. dans le tabes dorsal. *Revue neurol.*, 1900, p. 593.

(5) Plus spécialement au ganglion de l'habenule, d'après Mendel.

lement démonstratives, de Berger, Bouveret, von Monakow et Mœli (1).

Il y a aussi un centre médullaire (centre ciliospinal de Budge, 1885), étudié notamment par Mme Déjerine-Klumpke, François Franck, Kocher, Seeligmuller... qui préside (par le grand sympathique) aux réflexes non visuels : mouvements pupillaires, provoqués par la douleur ou une action centripète intense, action transmise alors par les voies sensitives générales, comme le clignotement par contact du globe oculaire. La séméiologie de ces centres appartient à la moelle (2). Rappelons qu'ici il n'y aura pas de troubles dans la convergence ou la divergence ; ce qui différencie les lésions de ces centres des lésions plus élevées (mésocéphaliques ou hémisphériques).

Cette distinction anatomique des centres réflexes iridiens permet de comprendre les dissociations de ces réflexes (3), soit la suppression du réflexe d'accommodation avec la conservation du réflexe lumineux, soit inversement la conservation du réflexe d'accommodation avec suppression du réflexe lumineux (signe d'Argyll Robertson). C'est dans ce dernier type de dissociation que rentrerait la réaction paradoxale de la pupille.

« Ce phénomène rare consiste en ce que la pupille, tout en réagissant normalement à l'accommodation, se dilate sous l'influence de la lumière, au lieu de se contracter (4). » D'après Frenkel (5), cette réaction n'aurait rien de paradoxal ; le réflexe lumineux serait, dans ces cas, réellement supprimé et la pupille se dilaterait « pendant et non du fait de l'éclairage », par suite de « mouvements associés avec les mouvements de divergence, quelquefois à la faveur d'une paralysie des muscles adducteurs de l'œil », ou exceptionnellement à la suite d'« influences psychiques et sensorielles ».

Paralysies complexes : ophtalmoplégies. — Les diverses paralysies dont nous venons de parler peuvent se grouper

(1) Obs. LXIX (p. 189), LXXI (p. 191), LXXV (p. 20?) et LXXVII (p. 204) de la thèse citée de Vialet.
(2) Voir : *Diagn. des mal. de la moelle*, p. 87.
(3) Voir : Leçons de clin. médicale, t. III, 1898, p. 477.
(4) Mayer. Traité cité, t. II, p. 73.
(5) Frenkel. Sur la réaction dite paradoxale de la pupille. *Revue de médec.*, 1896, p. 502 (Examen crit. de toutes les observ. publiées).

de différentes manières et former, notamment, ce que l'on appelle des *ophtalmoplégies* (1).

L'ophtalmoplégie (Brunner, 1850) est totale, si tous les muscles oculaires sont atteints; externe (Hutchinson, 1879) ou extrinsèque (Panas), si les muscles extrinsèques (moteurs du globe oculaire) sont seuls atteints, interne, si les muscles intrinsèques (iris et accommodation) sont seuls atteints.

L'ophtalmoplégie interne (2) se confond avec la paralysie des nerfs de la pupille et de l'accommodation, étudiée dans le paragraphe précédent.

L'ophtalmoplégie externe totale unilatérale ne paraît pouvoir être produite que par des lésions siégeant au-dessous du neurone mésocéphalique des mouvements conjugués : elle dépend donc toujours d'une lésion nucléaire ou périphérique (3) des nerfs eux-mêmes. Au contraire, l'ophtalmoplégie bilatérale peut très bien provenir de lésion siégeant plus haut dans les neurones mésocéphaliques d'association ou même dans les neurones hémisphériques des deux côtés.

En général, les ophtalmoplégies sont nucléaires et dépendent d'une polioencéphalite supérieure ou inférieure, lésion mésocéphalique analogue à la lésion médullaire de la poliomyélite antérieure.

Quant aux autres paralysies oculomotrices multiples, ne rentrant pas dans la définition des ophtalmoplégies, leur groupement est trop varié et les types en sont trop multiples pour qu'on puisse en faire ici une description particulière (4).

(1) Voir : SAUVINEAU. Pathogénie et diagn. des ophtalmoplégies. *Thèse de Paris*, 1892, n° 143. — L'expression d'ophtalmoplégie, qui prête beaucoup à confusion, ne peut être maintenue que si, d'un commun accord, on la réduit au sens que nous précisons ici. Il ne faut plus en faire un synonyme de *paralysies oculomotrices multiples*. Voir aussi : MAYET, *loc cit.*, t. II, p. 43; et BRISSAUD. Leç. sur les mal. nerv., t. I, 1895, p. 365.

(2) Je crois peu utile de conserver ce terme.

(3) Tel est le cas de DÉJERINE et PETREEN. *Soc. de biol.*, 22 juillet 1896 (*Revue neurol.*, 1897, p. 611).

(4) Voir le grand travail d'ensemble de MARINA sur les paralysies oculomotrices multiples et leur rapport avec les mal. qui les déterminent, en particulier les mal. nerveuses (Leipzig et Vienne, 1896), anal. in *Revue neurol.*, 1898, p. 170.

3. — LE DIAGNOSTIC GÉNÉRAL DU SIÈGE D'UNE LÉSION DANS L'APPAREIL CENTRAL DE LA VISION

Il est facile de reprendre, dans une synthèse rapide, les signes qui permettent de préciser la hauteur de la lésion dans les cas de trouble nerveux de la vision.

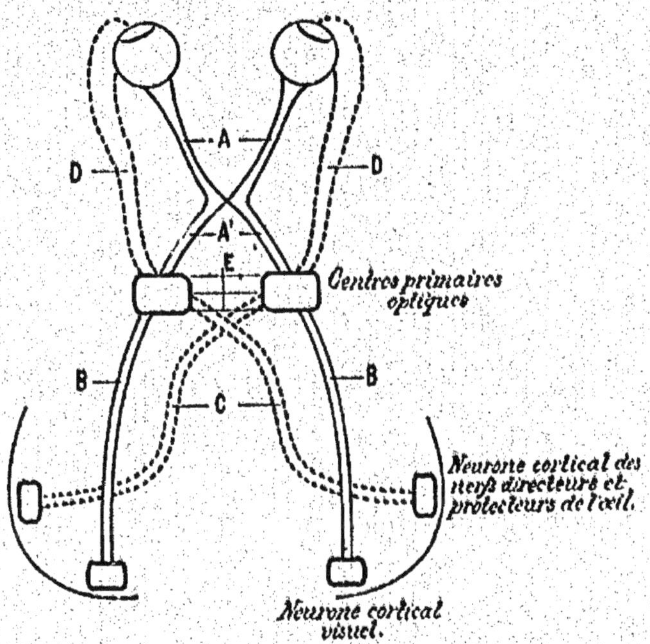

Fig. 2. — Séméiologie correspondante aux divers sièges des lésions.

Au point de vue sensoriel, c'est l'amblyopie directe quand la lésion unilatérale est avant le chiasma (A, fig. 2); c'est l'hémianopsie bilatérale homonyme, quand la lésion unilatérale est au delà du chiasma (jusqu'à l'écorce); c'est la cécité dans les deux cas, si la lésion, quel que soit son siège, est bilatérale et totale.

Dans ce dernier cas, on distinguera deux types cliniques de cécité: 1° la cécité avec conservation des réflexes iridiens à la lumière : la lésion est en B (fig. 2) au delà (vers l'écorce) des centres primaires optiques (tubercules quadrijumeaux); 2° la cécité avec disparition de ces mêmes réflexes : la lésion est au niveau de ces centres ou en deçà vers la périphérie), en A ou A' (fig. 2).

		VISION	RÉFLEXES PALPÉBRAUX ET IRIDIENS LUMINEUX	ACCOMMODATION ET CONTRACTION IRIDIENNE A L'ACCOMMODATION
Voies sensorielles optiques	A. Nerfs optiques.	Amblyopie directe.	Supprimés	Conservés
	A' Bandelettes optiques.	Hémianopsie bilatérale homonyme.	Supprimés	Conservés
	B. Radiations optiques, centre ovale, centre cortical.	Hémianopsie bilatérale homonyme.	Conservés	Conservés
Voies oculomotrices	C. Entre les centres primaires optiques et l'écorce.	Conservée	Conservés	Supprimés
	D. Entre les centres primaires optiques et la périphérie.	Conservée	Supprimés	Supprimés
E. Centres primaires optiques.		Conservée	Supprimés	Conservés

Un signe analogue unilatéral sert à distinguer l'hémianopsie par lésion des bandelettes optiques (en avant des centres primaires optiques) et l'hémianopsie par lésion des radiations optiques, du centre ovale et de l'écorce visuelle (en arrière des centres primaires optiques). C'est la réaction hémiopique de la pupille (Heddæus, Wernicke) : on projette successivement avec le miroir un rayon lumineux sur chacune des moitiés de la papille et on observe le cercle iridien.

Les réflexes palpébraux servent de la même manière que les réflexes iridiens lumineux que nous venons d'étudier : leur conservation (quand il y a paralysie volontaire) prouve une lésion au delà des centres primaires optiques en C (fig. 2); leur suppression (toujours avec la paralysie oculomotrice volontaire) prouve une lésion en avant des centres primaires optiques en D (fig. 2).

L'abolition de l'accommodation et de la contraction iridienne de l'accommodation sera produite par une lésion, C ou D (fig. 2), sur un point quelconque des voies oculomotrices. Cette suppression s'accompagnera de suppression du réflexe iridien lumineux si la lésion est en D, en avant des centres primaires optiques ; elle s'accompagnera, au contraire, de conservation du réflexe iridien lumineux si la lésion est en C, en arrière des centres primaires optiques.

Plus difficile est la localisation de la lésion dans l'Argyll Robertson, c'est-à-dire quand les réflexes lumineux sont supprimés et la contraction à l'accommodation conservée. Il faut admettre alors une lésion en E (ganglion de l'habenule ?) qui intercepte les voies de communication de l'arc réflexe optico-iridien et qui permet cependant la communication directe cortico-iridienne (1) et cortico-optique.

Le tableau de la page 43 synthétise et résume les caractères cliniques de chacun de ces types, répondant à un siège de lésion spécial.

III. — LE SYNDROME DE L'APPAREIL CENTRAL DE L'OUIE, DU GOUT ET DE L'ODORAT

L'espace nous étant très mesuré, je ne mets cette tête de chapitre que pour mémoire, n'ayant d'ailleurs rien de bien neuf et de bien intéressant sur la séméiologie de cette partie spéciale des centres nerveux.

IV. — LE SYNDROME DE L'APPAREIL ENCÉPHALIQUE DE L'ORIENTATION ET DE L'ÉQUILIBRE (2)

Quoique encore peu classique, ce chapitre distinct est indispensable pour le physiologiste et le clinicien. Car il y a là un appareil nerveux à fonction spéciale, qui ne peut être confondue avec aucune autre (3) (pas même avec la fonction labyrinthique) et à séméiologie particulière (ataxie, vertige, entraînement...).

(1) On peut aussi supposer une lésion en D, supprimant tous les réflexes iridiens cérébraux, l'accommodation restant assurée dans une certaine limite par le grand sympathique (Morat et Doyon).

(2) Voir mon livre sur les Maladies de l'Orientation et l'Équilibre, *Biblioth. scientif. internat.*, 1901.

(3) « L'équilibre est une fonction absolument à part » (Brissaud, Leç. sur les mal. nerv., t. I, 1895, p. 285).

Préambule anatomophysiologique. — Comme ce chapitre n'existe pas dans mon *Anatomie clinique*, je suis obligé de commencer par un *préambule anatomique et physiologique*.

Comme tout appareil nerveux, celui-ci comprend des voies centripètes, des voies centrifuges et des centres où s'établissent les relations entre ces deux ordres de voies. Ces voies, qui appartiennent respectivement à d'autres appareils nerveux déjà décrits, ne sont spécialisées que par leur groupement fonctionnel.

Les *voies centripètes* sont toutes celles qui peuvent conduire des impressions de nature à nous fixer : 1° sur l'état et la situation des diverses parties de notre corps, les unes par rapport aux autres (sens des attitudes, des positions, des mouvements...) ; 2° sur l'état et la situation de notre corps par rapport aux objets, différents de nous, qui nous environnent (sens de l'espace). La sensation complexe de l'*orientation* est la conséquence de ces impressions centripètes.

Elle comprend : 1° l'orientation des diverses parties de notre corps, les unes par rapport aux autres : c'est le *sens des attitudes segmentaires* de Pierre Bonnier (1) ; 2° l'orientation de notre corps dans l'espace : c'est l'*orientation subjective directe* de Pierre Bonnier ; 3° l'orientation des objets environnants entre eux et par rapport à notre corps : c'est l'*orientation objective* de Pierre Bonnier (2).

Cette sensation d'orientation motive des ordres *centrifuges* qui vont influencer les contractions, les relâchements et le tonus musculaires ; le résultat de l'exécution de ces ordres est l'*équilibre* : équilibre des diverses parties du corps, les unes par rapport aux autres, et équilibre du corps entier dans l'espace environnant. Cet équilibre, qui est une fonction constante, doit être maintenu au repos et dans les mouvements.

Il y a donc là, à vrai dire, deux fonctions différentes, qui se complètent : une *fonction centripète d'orientation* et une *fonction centrifuge d'équilibre*.

(1) Voir, de Pierre Bonnier, outre les mémoires déjà cités sur le nerf labyrinthique et sur le tabes labyrinthique : Vertige. *Biblioth. Charcot-Debove*, 1891 ; L'Orientation. *Scientia, série biolog.*, n° 9, 1900 ; et L'Oreille, 5 vol. de l'*Encyclop. des Aide-Mém. Léauté, sect. du biolog.*

(2) Nous ne parlons pas de l'*Orientation lointaine* (pigeons voyageurs). C'est une partie de l'orientation objective (sens du retour) qui n'intéresse pas la physiopathologie humaine (Voir : Pierre Bonnier, livre cité sur l'orientation, p. 75).

La fonction de cet appareil peut, suivant les cas, être consciente et volontaire, ou automatique et réflexe. Ces voies nerveuses de transmission ont donc des *centres* de plusieurs ordres : centres supérieurs corticaux pour les actes conscients et volontaires, centres automatiques et réflexes (à diverses hauteurs) pour les actes inconscients et involontaires.

Cela posé, on prévoit que les *voies centripètes de l'orientation* sont nombreuses ; les principales sont : les voies kinesthésiques et de la sensibilité tactile, l'appareil labyrinthique, les voies optiques (1). Je n'insiste pas (2).

Les *voies centrifuges de l'équilibre* sont toutes les voies centrifuges qui vont aux muscles (voies de la contraction et du relâchement volontaires et voies du tonus).

Une question plus importante et plus difficile est celle des *centres* d'orientation et d'équilibre, c'est-à-dire des connexions qui unissent les diverses voies centripètes entre elles et avec les voies centrifuges.

Nous nommerons, sans avoir malheureusement la place pour insister : le cervelet (3), l'appareil labyrinthique (noyaux de Deiters et de Bechterew), le noyau rouge, les noyaux du pont, l'écorce cérébrale... Le schéma de la figure 3 résume tout ce paragraphe et évite les explications.

Dans la vie physiologique, l'équilibre est la résultante de la collaboration de tous ces divers organes. Mais il y a encore une importante distinction à faire entre ceux de ces centres qui président à l'orientation consciente et à l'équilibre volontaire et ceux qui président à l'orientation inconsciente et à l'équilibre automatique.

Quand l'orientation est perçue par la conscience, et quand la volonté intervient dans l'équilibre, l'écorce cérébrale est comprise dans l'arc nerveux utilisé et actif. Quand, au contraire, l'orientation reste inconsciente et l'équilibre automatique, l'arc va directement des appareils sensoriels

(1) Chez l'homme, l'odorat et le goût interviennent peu ; il n'en est pas de même chez d'autres animaux, notamment pour l'odorat.

(2) Voir mon livre sur les Maladies de l'Orientation et l'Équilibre. *Biblioth. scientif. internat.*, 1901.

(3) Voir : Thomas. Le cervelet. Étude anat., clin. et physiol., 1897 (Trav. du laborat. de Déjerine) ; et van Gehuchten. Anat. du syst. nerv. de l'homme, 3ᵉ édit., 1900.

aux centres automatiques (cervelet, noyau rouge...) et des centres automatiques aux cellules motrices bulbomédullaires : l'écorce cérébrale n'intervient pas.

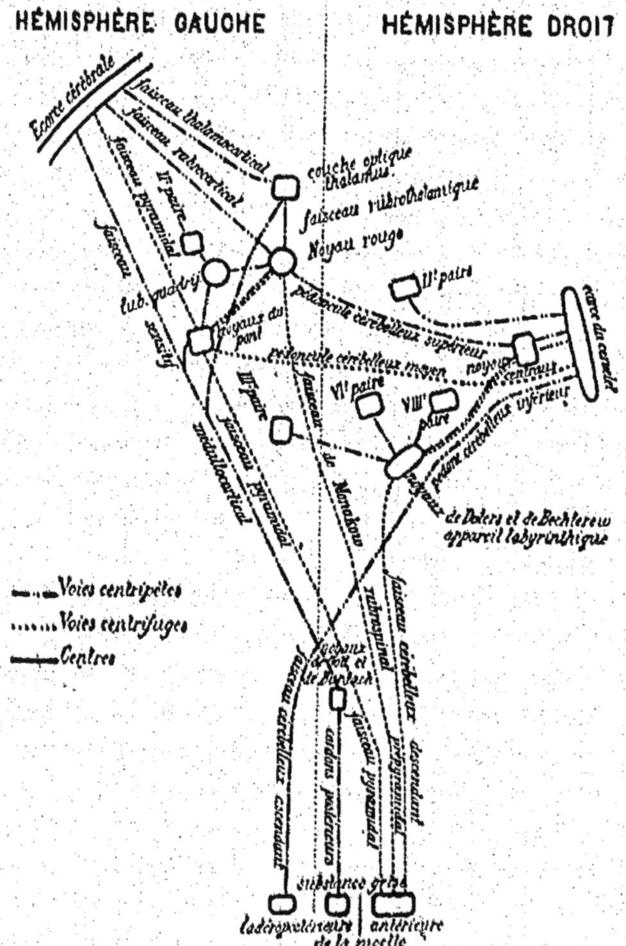

Fig. 3. — Appareil nerveux de l'orientation et de l'équilibre.

Dans les deux cas, les centres automatiques reçoivent les impressions kinesthésiques et sensorielles, et les transforment en excitations pour la contraction, le relâchement et le tonus musculaires, nécessaires à l'équilibre du corps.

Pour exprimer tout cela simplement, on peut remplacer le schéma de la fig. 3 par celui de la fig. 4, analogue à celui que nous avons adopté (1) pour toutes les fonctions qui peuvent, suivant les cas, être automatiques et inconscientes, ou conscientes et volontaires.

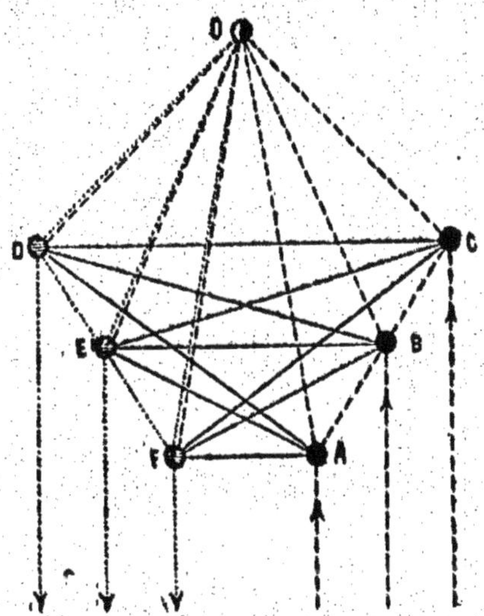

Fig. 4. — Schéma de l'appareil d'équilibration.

Le centre O figure l'écorce cérébrale. Les centres automatiques forment un polygone ABCDEF. Ces centres polygonaux sont : le cervelet, le noyau rouge, les tubercules quadrijumeaux, les noyaux de Deiters et de Bechterew, les noyaux du pont... (2).

Les impressions périphériques viennent en ABC et y constituent l'impression complexe de l'orientation. Si cette impression est transmise en O, elle est perçue par le sujet

(1) Voir mes Leçons sur l'automatisme psycholog. (psychisme inférieur; polygone cortical)... Leçons de clin. médic., t. III, 1898, p. 122, et *Anatomie clin. des centres nerveux*, p. 6.

(2) C'est un polygone inférieur; le polygone cortical de l'automatisme psychologique est beaucoup plus élevé.

et devient consciente. Les excitations nécessaires à l'équilibre partent vers la périphérie des centres polygonaux DEF. Si l'impulsion première vient de O, elle est volontaire. Si, au contraire, l'équilibre est automatique, les impressions ne dépassent pas le polygone : elles vont directement de ABC en DEF (1).

L'orientation inconsciente et l'équilibre automatique restent des fonctions polygonales. Dans l'orientation consciente et l'équilibre volontaire, le centre O intervient et fait partie active de l'arc nerveux utile.

D'ailleurs, si les centres polygonaux de l'orientation ABC ne sont reliés à O que par des voies ascendantes ou centripètes, le même centre O est relié aux centres polygonaux de l'équilibre DEF par des voies dans les deux sens, ascendantes et descendantes, centripètes et centrifuges.

Et ainsi non seulement O peut envoyer des ordres à ces centres de l'équilibre, mais aussi il est renseigné sur cet équilibre, même quand cet équilibre n'est actionné que par le polygone. Il y a là une kinesthésie supérieure qui permet à O d'avoir la sensation de son équilibre automatique.

Maladies de l'orientation et de l'équilibre. — Les *maladies* qui atteignent cet appareil de l'équilibration sont de deux ordres.

Il y a d'abord les maladies à lésions *diffuses* (hémorragie, ramollissement, tumeurs, sclérose...) qui peuvent frapper diverses parties de cet appareil comme, en même temps ou dans d'autres cas, elles se localiseront ailleurs.

Et puis il y a les maladies dont la lésion principale est spécialement et *systématiquement* localisée à une partie de cet appareil de l'équilibration. Tels sont : le tabes, la maladie de Friedreich (2) (ataxie héréditaire), l'hérédo-

(1) Il reste bien entendu que ces divers schémas n'ont aucune prétention à constituer ou à remplacer une explication des phénomènes. Ce sont de simples procédés de résumé et d'enseignement d'un appareil et de sa fonction.

(2) D'après les derniers travaux, les lésions de la maladie de Friedreich atteignent surtout les cordons postérieurs d'une part, la colonne de Clarke et le faisceau cérébelleux ascendant ou direct de l'autre. C'est donc une *lésion tabétocérébelleuse*; c'est la lésion simultanée des neurones inférieurs (médullaires) de la voie d'orientation entière, corticale directe et cérébelleuse. — Voir PIERRE MARIE. Leç. sur les mal. de la moelle, 1892, p. 381, et Traité de médecine, t. VI, 1894, p. 431; PAUL LONDE. Hérédo-ataxie cérébel-

ataxie cérébelleuse (1) (maladie de Marie), l'otite interne, les maladies de l'appareil labyrinthique... Enfin il y a des névroses comme la chorée, la paralysie agitante..., qui paraissent aussi être plus spécialement des maladies de l'équilibration.

Symptômes. — Les *symptômes* de l'appareil de l'orientation et de l'équilibre se divisent en subjectifs et objectifs. Le tableau ci-contre les résume et nous permettra de passer rapidement sur chacun d'eux.

1° Les troubles du premier groupe (symptômes de la kinanesthésie) ont été déjà étudiés plus haut (p. 21). Nous n'y reviendrons pas, de même que nous n'insisterons pas sur les anesthésies sensorielles, causes de désorientation.

2° Inutile aussi d'insister sur les hyperesthésies d'orientation, qui sont plutôt des désorientations par hyperesthésie ou hyperalgésie des sens pourvoyeurs habituels de l'orientation.

3° Dans les paresthésies, la désorientation seule, avec résistance de l'équilibre, est peu importante : c'est le cas des sujets qui croient marcher en l'air, qui, après avoir été en bateau ou en chemin de fer, ont l'illusion de la continuation du mouvement; ce sont les amputés qui ont, dans leur membre fantôme, des illusions bien étudiées par Pitres et Abbatucci. Dans le même paragraphe, il faut placer aussi les défauts de localisation des sensations du même côté (allochesthésie de Grainger Stewart) ou du côté opposé (allochiries d'Obersteiner).

4° Si cette sensation illusoire d'orientation se produit sur un polygone malade ou peu solide, il s'y joint une sensation d'équilibre perdu ou menacé et on a le *vertige*. Car dans le vertige, quoi qu'on en ait dit, il y a à la fois sensation de désorientation et sensation de déséquilibre.

leuse. *Thèse de Paris*, 1895; Genest. Les affect. nerv. systématisées et la théorie des neurones. *Thèse de Lyon*, 1898; Vincelet. Étude sur l'anat. pathol. de la maladie de Friedreich. *Thèse de Paris*, 1900. — Voir aussi deux leçons de Raymond. Clin. des mal. du syst. nerv., t. III, 1898, p. 329 et 346, et la seconde édition de mon *Diagn. des mal. de la moelle*.

(1) Voir le travail que nous venons de citer de Paul Londe et aussi : Déjerine et Thomas. L'atrophie olivopontocérébelleuse. *Nouv. Iconogr. de la Salpêtr.*, 1899, p. 330.

TABLEAU II. — Les symptômes de l'appareil nerveux d'orientation et d'équilibre.

<table>
<tr><td rowspan="3">I. — Symptômes subjectifs</td><td rowspan="3">Les sensations d'orientation sont troublées par</td><td>diminution (anesthésie ou hypesthésie)</td><td colspan="3">1. Diminution ou abolition des sensations génératrices de l'orientation : kinanesthésie ou hypokinesthésie (perte du sens de position, des attitudes, des sensations de poids, de résistance, d'allégement...) : attitudes cataleptiformes, arrêt ou continuation automatique des mouvements par l'occlusion des yeux... diminution de la sensation de fatigue. — Anesthésies sensorielles.</td></tr>
<tr><td>exagération (hyperesthésie ou hyperalgésie)</td><td colspan="3">2. Augmentation de la sensation de fatigue; crampes; akinesia algera de Möbius. — Hyperesthésies sensorielles.</td></tr>
<tr><td>perversion (paresthésie)</td><td colspan="3">3. Paresthésie de l'orientation seule : désorientation.
4. Paresthésie de l'orientation et de l'équilibre : sensation illusoire de déplacement et sensation de déséquilibre : vertige.</td></tr>
<tr><td rowspan="5">II. — Symptômes objectifs</td><td rowspan="5">L'équilibre est troublé par</td><td>akinésie..</td><td colspan="3">5. Astasie abasie paralytique.</td></tr>
<tr><td>hyperkinésie</td><td colspan="3">6. Mouvements d'entraînement et de propulsion : nystagmus, déviation conjuguée active de la tête et des yeux; paralysie agitante; tics; astasie abasie convulsive et tonique. — Contractures.</td></tr>
<tr><td rowspan="3">parakinésie</td><td>Mouvements anormaux se manifestant</td><td>dans la marche et dans les mouvements du sujet</td><td>au repos du sujet.</td></tr>
<tr><td>Contractions irrégulières</td><td>7. Ataxie et incoordination : tabes (avec signe de Romberg); lésions du cervelet (démarche ébrieuse); hémiataxie posthémiplégique; ataxie de Friedreich.</td><td>8. Ataxie du tonus, chorées, hémichorée posthémiplégique, chorée cérébelleuse.</td></tr>
<tr><td>Tremblements</td><td>9. Sclérose en plaques, mouvements posthémiplégiques.</td><td>10. Paralysie agitante, hémiparalysie agitante, posthémiplégique.</td></tr>
</table>

Nous avons développé ailleurs (1) cette définition physiologique du vertige : un phénomène subjectif psychique, constitué par la transmission au centre O d'une double sensation : sensation fausse venant de l'appareil d'orientation et sensation de l'insuffisance du polygone à assurer l'équilibre.

Les autres symptômes qui accompagnent souvent le vertige, sans constituer une condition nécessaire de son existence, sont ou des conséquences plus ou moins éloignées de ses deux éléments constitutifs essentiels ou des signes de l'extension du trouble morbide à d'autres centres voisins des centres polygonaux primitivement atteints. Tels sont : l'angoisse, la terreur, la titubation, la chute, les bourdonnements d'oreille, les troubles de la vue, les nausées, les vomissements, la perte de connaissance, la syncope...

Pour déterminer le siège probable de l'altération génératrice du vertige, il faut voir comment il réagit à la mise en action ou au repos des diverses impressions sensorielles ou kinesthésiques. La mise au repos du sens générateur du vertige atténuera ou supprimera ce phénomène; au contraire, ce même vertige sera exagéré par la mise en action de ce sens ou par la mise au repos d'un autre sens dont l'activité fournit au polygone un moyen de contrôle et de redressement.

C'est dans les vertiges produits ou exagérés par l'occlusion des yeux que je classe le signe de Romberg des tabétiques (2).

Comme siège de lésion, il faut proclamer que l'altération polygonale (primitive ou secondaire) est nécessaire à la production du vertige : l'altération périphérique ne suffit pas; il faut toujours un polygone faible ou malade. Mais la distinction peut cependant être maintenue entre les vertiges périphériques et les vertiges centraux, suivant qu'avec l'altération polygonale il y a ou non une altération périphérique.

Dans les vertiges centraux (les seuls qui nous intéressent ici), nous placerons les vertiges par lésion du cervelet, par lésion de l'appareil labyrinthique central et par lésion du bulbe : le noyau rouge, les noyaux de Deiters et

(1) *Revue philosophique*, mars 1901, et livre cité sur les maladies de l'Orientation et de l'Équilibre.

(2) Voir mes Leçons sur le vertige des ataxiques (signe de Romberg). Leçons de clin. médic., t. II, 1896, p. 312 et l'étude citée de la *Revue philosophique*.

de Bechterew, les noyaux des oculomoteurs, le pont, le cervelet... appartiennent au mésencéphale ou au rhombencéphale (1).

Il y a aussi un vertige cérébral : il est plutôt périphérique, parce que, le vrai centre générateur du vertige étant le polygone, l'écorce cérébrale ne produit ce symptôme qu'en provoquant le polygone à la façon d'une excitation périphérique. A cette catégorie nous rapportons le vertige des épileptiques, des hystériques, des neurasthéniques, des paralytiques généraux, des psychiques... et aussi le vertige par suggestion ou autosuggestion. Le sujet qui peut, en y pensant fortement, se donner un vertige avec nausées a évidemment un polygone disposé à se déclancher facilement.

5° L'astasie abasie (Blocq, 1888) est un syndrome répondant à des états divers et il importe de distinguer divers types répondant à des causes diverses (2). Le premier de ces types, astasie abasie paralytique, représente le trouble d'équilibre porté sur notre tableau.

Cliniquement, on ne l'a guère observé que dans l'hystérie ou dans la névrose posthémiplégique (3).

Cependant Cenas (4) vient d'en observer un cas produit par une méningite alcoolique avec ostéome de la faux comprimant le lobule paracentral droit (lésion surtout irritative).

Expérimentalement, il faut rapprocher ce symptôme de ce que Luciani (5) a observé (après les lésions du cervelet chez le singe) sous les noms de « asthénie, atonie et astasie ». S'il n'y a pas paralysie de la motricité volontaire (Laborde, Ferrier, Vulpian, Londe), il y a trouble de l'équilibre par déficit ou par akinésie.

6° Notre sixième groupe de symptômes comprend d'abord les phénomènes d'entraînement, rotation, roulement, observés expérimentalement : après lésion du cervelet, par Flourens, Ferrier (6) ; après lésion des pédon-

(1) Pour la signification de ces termes, voir le tableau I, p. 10, de notre *Anatomie clinique des centres nerveux*.

(2) Voir mes Leçons sur un cas d'hystérie mâle avec astasie abasie. Leçons de clin. médic., 1891, t. I, p. 131.

(3) Voir plus haut, p. 16.

(4) Cenas, *Loire médic.*, 1893 (*Revue neurol.*, 1893, p. 299).

(5) Luciani. Cit. Londe, *loc. cit.*, p. 128.

(6) On en trouvera une bonne description dans la thèse citée de Thomas, p. 306.

cules cérébelleux, par Magendie, Flourens; après altération des canaux semi-circulaires, par Flourens, Laborde, Vulpian, Cyon, Brown-Sequard, Bechterew, Thomas.

En clinique humaine, Pierret (1), Curschmann (2), Meschede (3) ont décrit des symptômes analogues. L'entraînement, toujours du même côté, et souvent la chute sont classiquement observés dans les lésions labyrinthiques. Le nystagmus et surtout la déviation conjuguée de la tête et des yeux (Vulpian, Prevost) (4) peuvent aussi, dans un certain nombre de cas, être considérés comme des phénomènes d'entraînement partiel. Je dis « dans certains cas », parce que dans d'autres la simple paralysie de l'hémioculomoteur peut entraîner la déviation conjuguée par action, non contrebalancée, du symétrique, sans véritable entraînement pathologique.

Au même groupe symptomatique appartiennent, plus nettement encore, les impulsions des Parkinsoniens.

Enfin l'équilibre peut être troublé (dans la marche ou au repos) par des rigidités ou des contractures, des spasmes ou des tics... mais ceci appartient déjà aux parakinésies.

7° Nous connaissons déjà bien, dans ce groupe, l'ataxie des tabétiques (5) et l'hémiataxie posthémiplégique (6). Il faut y joindre l'incoordination cérébelleuse ou démarche ébrieuse, l'asynergie cérébelleuse sur laquelle Babinski (7) vient d'attirer l'attention et la démarche tabétocérébelleuse (Charcot) de la maladie de Friedreich (8).

Les expérimentateurs ont vu la déséquilibration, la démarche ébrieuse, l'ataxie titubante chez les animaux : Laborde, après la lésion du pédoncule cérébelleux inférieur; Ferrier, Luciani, après la lésion du cervelet; Ewald, Goltz,

(1) Pierret. *Revue de médecine*, 1877. Cit. Weill. Thèse d'agrégat. sur les vertiges, p. 12.
(2) Curschmann. *Revue des sc. médic.*, t. III, p. 116.
(3) Meschede. Cit. Thomas, *loc. cit.*, p. 163.
(4) Outre la thèse de Prévost (1868), voir du même auteur : De la déviat. conjuguée des yeux et de la rotation de la tête en cas de lésions unilatérales de l'encéphale. Volume jubilaire de la *Société de biologie* pour le cinquantenaire de sa fondation.
(5) Voir : *Diagn. des mal. de la moelle. Siège des lésions.*, p. 5.
(6) Voir plus haut, p. 15.
(7) Babinski. De l'asynergie cérébelleuse. *Revue neurol.*, 1899, p. 806.
(8) Ce même trouble d'incoordination se manifeste par le nystagmus pour les yeux, la dysarthrie pour la parole. Voir, pour la parole cérébelleuse, le chapitre du langage.

Thomas, après la section des racines labyrinthiques ou la lésion des canaux semi-circulaires.

Lussana, Luciani ont noté que, dans les expériences sur le cervelet, l'occlusion des yeux n'entraîne aucune aggravation dans les phénomènes. De même les cliniciens ont fait de l'absence du signe de Romberg un caractère distinctif qui différencie l'ataxie cérébelleuse de l'ataxie tabétique.

Cela prouve que dans le tabes la lésion porte plutôt sur l'appareil de l'orientation, et dans les lésions du cervelet plutôt sur l'appareil de l'équilibre. Voici pourquoi :

Dans la lésion des cordons postérieurs de la moelle (voir le schéma de la fig. 3, p. 47) le trouble initial porte sur les sensations de sensibilité générale et de kinesthésie. L'orientation en est troublée : il y a incoordination, que le sujet atténue en utilisant les autres sens d'orientation ; il se sert notamment de ses yeux « comme de béquilles » (Althaus). Donc, quand il ferme les yeux, cette suppléance lui fait défaut et l'ataxie s'aggrave, l'équilibre se perd entièrement.

Si, au contraire, l'altération initiale porte directement sur l'appareil de l'équilibre (centres polygonaux DEF de la fig. 4, p. 48, ou voies efférentes), tout l'appareil centripète fonctionne comme à l'état normal, les yeux n'influent pas plus sur l'orientation qu'à l'état physiologique et par suite l'occlusion des yeux n'aggravera pas plus l'incoordination qu'elle ne trouble l'équilibre chez le sujet sain.

Ce qui confirme cette interprétation, c'est que, en fait, une des caractéristiques du syndrome cérébelleux est le contraste entre l'incoordination motrice et la persistance de la kinesthésie (notion de position des membres).

Si on accepte cette manière de voir, on arrive à classer le cervelet plutôt dans les centres d'équilibre que dans les centres d'orientation.

Dans la maladie de Friedreich, il n'y a pas de Romberg comme dans les maladies cérébelleuses et il y a abolition des réflexes rotuliens, comme dans le tabes. Cela s'explique par la superposition des lésions médullaires tabétiques et cérébelleuses (voir plus haut la note de la p. 49) : le sujet n'a pas ses réflexes rotuliens à cause de la lésion de ses cordons postérieurs et il ne coordonne pas mieux les yeux ouverts que les yeux fermés (signe de Romberg) à cause de la lésion de son faisceau cérébelleux ascendant (neurone inférieur des voies cérébelleuses).

8° Dans notre huitième groupe de symptômes, l'équilibre

est perdu *au repos* au lieu de l'être pendant les mouvements. Ce qui prouve que, si l'appareil d'orientation est commun, l'appareil d'équilibre est différent pour le tonus (repos) et pour les contractions musculaires (mouvements).

Nous plaçons là : les mouvements involontaires au repos de certains tabétiques (ataxie du tonus) (1), signalés d'abord et décrits par Rosenbach (1876); les chorées (chorée de Sydenham, chorées symptomatiques ou mouvements choréiformes, chorée lente des extrémités ou athétose, chorée de Huntington...). Nous avons vu plus haut (p. 16) que, pour les chorées organiques, Touche se rallie à la théorie de Bonhœfer (2) et de Muratow qui place les lésions de ces cas sur le trajet du faisceau coordinateur qui unit l'écorce cérébelleuse et l'écorce périrolandique par le pédoncule cérébelleux supérieur, le noyau rouge et le thalamus (voir fig. 3, p. 47).

9° Inutile d'insister sur le tremblement intentionnel de la sclérose en plaques et les mouvements posthémiplégiques à forme de sclérose en plaques (3).

J'ajouterai seulement que Luciani (4) a constaté dans les bras d'un singe opéré du cervelet un véritable tremblement intentionnel, que Ferrier avait d'ailleurs déjà signalé et qu'il avait comparé au tremblement de la sclérose en plaques.

10° Luciani a aussi comparé au tremblement de la paralysie agitante ce qu'il a observé sous le nom d'astasie chez les animaux opérés du cervelet.

C'est un exemple expérimental de notre dixième groupe de symptômes qui, cliniquement, comprend le tremblement de la paralysie agitante et l'hémiparalysie agitante posthémiplégique (5).

(1) Voir mes Leçons sur les mouvements involontaires au repos chez les tabétiques; ataxie du tonus. Leçons de clin. médicale, t. II, 1896, p. 271.

(2) Les idées de Bonhœfer sur la chorée cérébelleuse sont exposées dans deux Mémoires du *Monatschrift f. Psych. u. Neurol.* (1897 et 1898) analysés dans la *Revue neurol.* (1897, p. 18, et 1899, p. 336).

(3) Voir plus haut, p. 15.

(4) Luciani, Cit. Londe, *loc. cit.*, p. 129.

(5) Voir plus haut, p. 15.

V. — LE SYNDROME DE L'APPAREIL NERVEUX DU LANGAGE

On connaît l'appareil nerveux du langage (1).

Le clinicien doit se rappeler surtout qu'il est constitué par trois grands étages de centres : 1° le centre O de l'idéation, de la conscience et de la volonté ; 2° le polygone cortical des centres de la formation des mots et des signes (polygone supérieur) (2) ; 3° le polygone inférieur (3) des centres de l'articulation des mots et de l'expression des signes.

Les troubles du centre O sont purement psychiques : c'est le mutisme de l'aliéné... Nous n'avons pas à nous en occuper ici.

Les troubles du polygone supérieur et de ses voies de relations avec O et avec le polygone inférieur entraînent les *aphasies* et les *paraphasies*.

Les troubles du polygone inférieur et de ses connexions supérieures et inférieures entraînent les *anarthries* et les *dysarthries* (4).

1. — LES APHASIES ET PARAPHASIES

Ce groupe comprend les troubles de la faculté que nous avons d'exprimer notre pensée par des signes (*facultas signatrix* de Kant, faculté symbolique de Finkelburg) : l'idéation d'un côté, la fonction d'articulation des mots de l'autre, sont suffisamment conservées pour que le langage soit possible ; mais il y a impossibilité ou difficulté pour passer soit de l'idée au mot, soit du mot à l'idée. Le langage comprend le parole, l'écriture et les gestes (mimique).

Le langage normal, physiologique, nécessite l'intégrité de toutes les voies comprises dans le schéma ci-contre (fig. 5). Un mot ou une phrase vient de l'extérieur, par l'ouïe (aA) ou par la vue (vV), aux centres (AV) des sym-

(1) Voir mon *Anatomie clin. des centres nerv.*, p. 71, et le tableau de la page 81.

(2) C'est l'analogue du polygone de l'automatisme psychologique (psychisme inférieur).

(3) C'est l'analogue du polygone de l'orientation et de l'équilibre.

(4) Ladame a insisté (Rapport au Congrès de Paris de 1900 sur l'aphasie motrice pure) sur la nécessité de distinguer les aphasies (lésion des neurones d'association) et les anarthries (lésion des neurones de projection). — Voir aussi Déjerine, *loc. cit.*, p. 391.

boles sensitifs et visuels; de là, va au centre O (1), y devient idée; la réponse plus ou moins réfléchie repart de O, va aux centres des images motrices des symboles (EM) et de là s'exprime par la parole (Mm) ou par l'écriture (Ee). Si le sujet parle ou écrit spontanément, O actionne directement M ou E (fig. 5).

Dans le langage automatique, O n'est plus compris dans

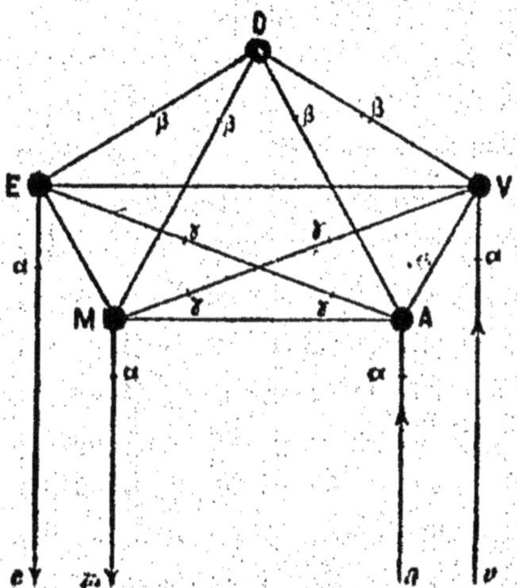

Fig. 5. — Schéma du langage.

l'arc nerveux; il y a un court circuit, intrapolygonal. Le malade répète automatiquement ce qu'il entend ou lit machinalement à haute voix, sans y réfléchir, ou copie ce qu'on lui dicte ou ce qu'il voit sans y penser : dans ces cas, l'arc est formé par aAMm, vVMm, aAEe ou vVEe.

Le langage intérieur a son appareil formé par le polygone, le centre O et les connexions idéopolygonales.

Nous simplifions beaucoup les choses dans ce schéma. D'abord il y a des centres de mimique (2) comme des centres de parole et d'écriture. Puis les centres figurés sont eux-mêmes multiples. Ainsi, A s'applique aux mots,

(1) C'est le centre I du schéma de Brissaud.

(2) Déjerine (*loc. cit.*, p. 395) fait remarquer avec raison que les troubles de la mimique « ne se rencontrent que dans des cas d'aphasie de nature très complexe, par le fait même qu'elles s'accompagnent d'un déficit, en général très marqué, de l'intelligence ».

à la musique, aux diverses langues ; V, aux mots écrits, imprimés, au dessin, à la peinture, à la musique écrite ; M, aux mots parlés, aux diverses langues, au chant, à l'intonation ; E, aux mots écrits, au dessin, à la musique écrite... De plus, chaque sujet a un *tempérament polygonal* différent et ces divers centres sont plus ou moins développés ou ont plus ou moins d'importance, suivant que le sujet est auditif, visuel, moteur ou graphique.

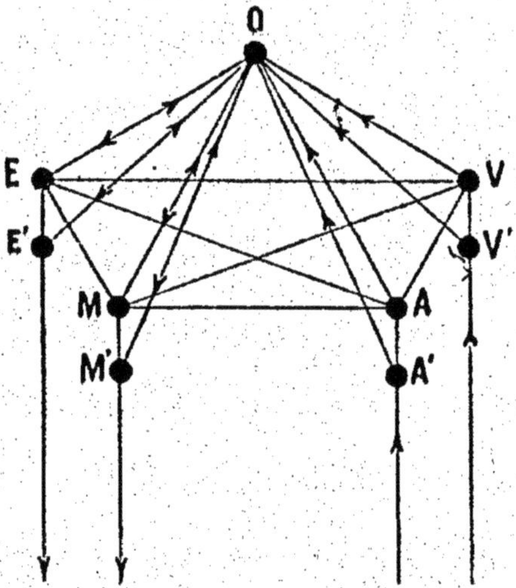

Fig. 6. — Schéma du langage.

Déjerine n'admet pas ces tempéraments différents et cherche à « établir l'intime union et la subordination des centres, suivant un ordre toujours le même chez tous les individus, et créé par l'éducation (1) ». Il est bon, en effet, de corriger la notion de Charcot, un peu trop absolue, par cette idée de la solidarité des centres chez tout le monde. Mais il me paraît rester vrai qu'en fait (de naissance ou par éducation) les centres prédominants ne sont pas les mêmes chez chacun.

Il faut remarquer aussi (Pitres) que l'éducation développe des connexions spéciales entre les centres polygonaux. « Ce sont celles qui se forment par les associations mnémotechniques, et qui déterminent, dans la

(1) Déjerine, *loc. cit.*, p. 394 et 425.

TABLEAU III. — Variétés cliniques d'aphasie.

	MOTRICES (Aphasies d'expression de Déjerine)		SENSORIELLES (Aphasies de compréhension de Déjerine)	
	Parole	Ecriture	Visuelles	Auditives
I. Aphasies par lésion des centres *polygonaux*. (Aphasies nucléaires de Pitres.)	1. Aphasie motrice ordinaire M (Aphémie de Charcot) Aphasie motrice de Déjerine.	2. Agraphie E	3. Cécité verbale V	4. Surdité verbale A
II. Aphasies par lésion *souspolygonale*. (Aphasies souscorticales ou pures de Déjerine.)	5. Souscorticale motrice Mm. Motrice souscorticale ou pure de Déjerine.	6 Souscorticale graphique Ee	7. Souscorticale visuelle vV. Cécité verbale pure de Déjerine.	8. Souscorticale auditive Aa. Surdité verbale pure de Déjerine, surdité verbale souscort. de Lichtheim
III. Aphasies par lésion *suspolygonale* : idéopolygonales. (Aphasies psychonucléaires de Pitres, aphasies transcorticales des Allemands.)	9. Idéomotrice OM	10. Idéographique OE	11. Idéovisuelle VO. Cécité psychique, alexie souscorticale de Wernicke	12. Idéoauditive AO
IV. Aphasies par lésion *transpolygonale*. (Aphasies internucléaires de Pitres.)	Sensoriomotrices	Parole	13. Optomotrice VM, aphasie optique de Freud	15. Acousticomotrice AM
	Sensoriomotrices	Ecriture	14 Optographique VE	16. Acousticographique AE
	17. Motomotrice ME		18. Sensoriosensorielle AV.	

récitation, la numération et le chant, des entraînements tout à fait imprévus de la parole. »

Anatomiquement, le polygone est formé par la zone du langage (Freud, 1894) : pied de la 2e frontale E, pied de la 3e frontale M, pli courbe V et partie postérieure de la première temporale A, *à gauche*. Ces divers centres sont reliés entre eux (fibres courtes d'association et fibres plus longues du faisceau longitudinal supérieur ou arqué). De plus (et ceci est figuré sur le schéma plus complet de la fig. 6), ces divers centres polygonaux du langage sont reliés respectivement aux centres communs visuel V' et auditif A' (faisceau occipitofrontal, faisceau longitudinal inférieur, corps calleux), aux opercules rolandiques M' pour la parole et à la zone périrolandique E' pour l'écriture des deux côtés (1).

Variétés cliniques d'aphasie. — Cela posé, on comprend facilement les variétés cliniques de l'aphasie (2). Le tableau ci-contre les résume (les lettres mises à côté de chaque type clinique correspondent au siège de la lésion sur le schéma de la fig. 5).

Pour classer un malade donné dans un quelconque de ces types cliniques, pour analyser une aphasie, il faut étudier les huit points suivants (Ballet) (3).

On doit rechercher : 1° si le sujet comprend les mots parlés ; dans ce cas, intégrité de aAO (fig. 5) ; 2° s'il comprend les mots lus : intégrité de vVO ; 3° s'il peut parler volontairement ; intégrité de OMm ; 4° s'il peut écrire volontairement : intégrité de OEe ; 5° s'il peut répéter les paroles : intégrité de aAMm ; 6° s'il peut lire tout haut : intégrité de vVMm ; 7° s'il peut écrire sous la dictée : intégrité de aAEe ; 8° s'il peut copier un texte : intégrité de vVEe.

(1) Voir Déjerine, *loc. cit.*, p. 419.

(2) Voir mes Leçons sur les diverses variétés cliniques d'aphasie (1896). Leçons de clin. médicale, t. III, 1898, p. 77. Pitres vient de donner (Etude sur les paraphasies. *Revue de médec.*, 1899, p. 337) une classification des aphasies tout à fait comparable à la nôtre. Voir aussi le travail très bienveillant et confirmatif de Crocq fils (Des diverses variétés d'aphasie. *Journal de neurol.* et *Société belge de neurol.*). Toutes les idées développées dans nos diverses publications sur l'aphasie (depuis notre premier travail de 1873) procèdent de la doctrine développée par Charcot.

(3) Voir Jean Charcot. Art. Aphasie, in *Manuel de médecine*, t. IV, 1894, p. 647.

Cela posé, passons en revue les divers types du tableau III, en indiquant pour chacun ses caractères cliniques et le siège de la lésion qui le produit.

1° En tête des aphasies polygonales (nucléaires de Pitres), nous trouvons :

a) *L'aphasie motrice* ordinaire (aphémie de Charcot), produite par la lésion du pied de la troisième frontale (Broca), à gauche (Dax).

Si elle est pure et complète (voir toujours le schéma de la fig. 5), le sujet comprend les mots parlés et lus, ne parle pas volontairement, ne répète pas les mots entendus et lus, écrit sous la dictée ou en copiant.

Si l'aphasie est incomplète (lésion partielle de M), les variétés sont nombreuses : certains mots manquent et pas d'autres, il ne reste que des jurons ou des mots quelconques (1), ou des syllabes sans signification, on parle nègre, le polyglotte ne conserve qu'une langue (2), le chant ou la musique en général peut être intéressé (amusie : Knoblauch, 1888; Blocq, 1894) ou épargné (3), on conserve ou non la faculté de moduler l'intonation (Brissaud) et de garder ainsi le langage des animaux...

Les voies qui relient le polygone entier à O étant dans les deux sens, le sujet peut s'apercevoir de l'incorrection de son langage, et alors il s'impatiente (4); ou bien la lésion peut l'empêcher de s'en rendre compte.

b) Le second type clinique d'aphasie polygonale, l'*agraphie* pure, correspondrait à la lésion du pied de la deuxième frontale gauche (Exner, Charcot).

Ceci est encore discuté. Wernicke soutient que l'écriture se réduit à la copie des images optiques des lettres et des mots ; et Déjerine (5) n'admet pas un centre moteur du

(1) Une de mes malades (*Montpellier médical*, 1884) se mit à ne parler que latin, avec des mots de son paroissien.

(2) Voir : Pitres. *Revue de médec.*, 1895, p. 873.

(3) Un de mes malades de 1878 (*Montpellier médical*) chantait les deux premiers vers de la « Marseillaise » et ne pouvait dire volontairement que *pardi* et *bougre*. — Voir, sur les amusies et leurs localisat. : Probst. *Arch. f. Psych.*, 1899 (*Revue neurol.*, 1900, p. 322).

(4) C'était le cas de mon malade de 1873 (*Montpellier médical*) et de ma malade de 1896 (Leçons citées, p. 94).

(5) Tout récemment encore (*Loc. cit.*, p. 432), Déjerine vient de reprendre et de développer ses idées contre l'existence d'un centre graphique E indépendant : « En résumé, dit-il (p. 455), l'observation clinique, l'anatomie pathologique et la psychologie montrent qu'il n'existe pas un centre graphique spécialisé et autonome, qui jouerait pour l'écriture le rôle que joue la circonvolution de Broca pour le langage articulé. »

langage écrit : pour lui, quand il y a agraphie, il y a toujours lésion du centre visuel des mots ou des fibres, qui mettent en relation le centre visuel des mots V avec le centre de Broca M (1).

Il semble, cependant, qu'on doive admettre l'existence de faits d'agraphie pure sans cécité verbale et sans aphasie motrice, et de faits de cécité verbale et d'aphasie motrice sans agraphie.

Ainsi le sourd-muet dont j'ai publié l'histoire (2) présentait de l'agraphie sans cécité verbale. Pitres (3) a publié plusieurs faits prouvant l'indépendance. Brissaud (4) admet aussi l'existence d'un centre graphique moteur autonome qui, une fois constitué, n'est plus régi par celui de la mémoire visuelle, opère pour son compte, obéit uniquement et immédiatement à l'incitation de la pensée; et il cite un fait remarquable à l'appui (5). Magalhaes Lemos (6) vient de publier un fait d'aphasie motrice pure sans agraphie, avec lésion circonscrite du centre de Broca, et, dans son Rapport déjà cité, Ladame conclut aussi à l'existence de l'aphasie motrice sans agraphie.

Donc, quoique l'union soit très intime entre le centre de l'écriture, d'une part, et les centres de la vision verbale et de la parole, de l'autre, on doit admettre l'indépendance de ce centre et la possibilité de sa lésion isolée en clinique.

Dans ce type d'aphasie, le sujet comprend les mots parlés et lus, parle volontairement, n'écrit pas volontairement, répète les mots entendus ou lus, n'écrit ni sous la dictée, ni en copiant.

Si la lésion est partielle, il y a des variétés analogues celles de l'aphasie motrice. Le tableau graphique de mon aphasique de 1873 montre des mots sautés, des lettres qui manquent, des substitutions de mots et de lettres, traduit l'intoxication par certains mots ou certaines lettres, et montre la marche de la reconstitution dans la guérison. Les sujets peuvent aussi apprendre à écrire avec leur

(1) Voir aussi : Pierre Marie. *Presse médic.*, 1897, p. 397; et Mirallié. L'aphasie sensorielle. *Thèse de Paris*, 1896.

(2) Leçons de clin. méd., t. III, 1898, p. 118.

(3) Pitres. Rapport au Congrès de Lyon, 1894.

(4) Brissaud. Leç. sur les mal. nerv., t. I, 1895, p. 532.

(5) Déjerine récuse la valeur des faits sans autopsie. J'admettrais l'objection s'il s'agissait de déterminer le centre anatomique de l'écriture. Mais, pour prouver l'indépendance du centre graphique, des faits cliniques bien observés ont leur valeur.

(6) Magalhaes Lemos. Congrès de Paris de 1900. *Revue neurol.*, 1900, p. 744.

main gauche (cerveau droit) : dans ce cas, l'écriture instinctive est *en miroir*. L'écriture spéculaire (de droite à gauche) serait l'écriture normale de la main gauche dans les races, comme la nôtre, dont l'écriture est centrifuge (1) (Buchwald, 1878; C. Vogt).

Du reste, comme la parole, l'écriture est multiple : le pouvoir de dessiner, de copier une figure de géométrie, de copier même des lettres d'imprimerie... peut se trouver dissocié et plus ou moins conservé dans l'agraphie partielle.

c) Dans la *cécité verbale*, (2), (Kussmaul, 1877), la lésion a été localisée par Charcot (1883) dans le lobule pariétal supérieur, avec ou sans participation du pli courbe. Déjerine (1881) et Vialet (3) ont publié divers faits plaçant la lésion de la cécité verbale dans le pli courbe gauche. Brissaud (4) vient d'en publier un avec lésion de la région calcarinienne sans lésion de l'écorce pariétale (5).

Dans le cas complet et pur, le sujet comprend les mots parlés, mais non les mots lus; il parle et écrit volontairement (6), comme s'il avait les yeux fermés, sans se relire et se contrôler. Certains (par rééducation) lisent ce qu'ils écrivent, par évocation des images graphiques, en E. De plus, le sujet répète les paroles entendues, ne répond pas à une question écrite, écrit sous la dictée, mais ne copie pas. Souvent il y a en même temps de l'hémianopsie laté-

(1) Voir sur l'écriture en miroir les communications de Ballet et de Sollier au Congrès de Paris de 1900. *Revue neurol.*, 1900, p. 717 et 718.

(2) Déjerine, comme Wernicke, n'admet qu'une aphasie sensorielle par lésion des centres polygonaux et il ne sépare la cécité verbale de la surdité verbale que dans les aphasies sous-polygonales. A mon sens cependant, alors même que, comme le veut Déjerine (*loc. cit.*, p. 405), ce ne seraient là que des « reliquats » d'aphasie sensorielle complète, la cécité verbale et la surdité verbale doivent être maintenues comme types cliniques d'aphasie polygonale dans une classification générale, analytique et schématique, qui, comme celle-ci, veut être un cadre clinique complet.

(3) Vialet. Les centres cérébraux de la vision, 1893.

(4) Brissaud. Congrès de Paris de 1900. *Revue neurol.*, 1900, p. 757.

(5) Nous verrons plus loin que ce cas appartient plus vraisemblablement aux aphasies sensorielles souspolygonales (cécité verbale pure de Déjerine).

(6) Dans les aphasies sensorielles, la parole volontaire est souvent troublée (paraphasie, jargonaphasie) à cause de l'influence que A et V exercent sur M dans le fonctionnement normal du langage (Déjerine, *loc. cit.*, p. 407).

rale droite homonyme (lésion concomitante des radiations de Gratiolet ou de la région calcarinienne).

Si la cécité verbale est partielle, le trouble est dissocié plus ou moins bizarrement : chiffres, heures à la montre, cartes à jouer, monnaie à compter, lettres écrites ou lettres imprimées, syllabes, mots, dessin... donnent lieu à des réactions diverses, suivant les cas. Un de mes malades de 1884 lisait les caractères imprimés, et pas l'écriture. Mon malade de 1878 trouvait la date sur un almanach, en comptant les pages (pour les mois) et puis les lignes jusqu'au jour qu'il voulait désigner.

Au même groupe appartient la dyslexie de Bruns (1887) ; la lecture, facile d'abord, devient impossible après quelques mots ; après un repos, le sujet peut recommencer à lire. C'est une claudication intermittente du pli courbe (Pick) par ischémie fonctionnelle du centre visuel (Sommer) (1).

d) Décrite par Wernicke (1874) comme aphasie sensorielle, séparée de la cécité verbale, et baptisée par Kussmaul (1876), la *surdité verbale* correspond à une lésion des première et deuxième temporales gauches (Seppilli), ou plus spécialement de la première temporale (Ballet), soit dans sa partie moyenne (Brissaud), soit dans sa partie postérieure (d'Heilly et Chantemesse, Chauffard), soit dans sa partie antérieure (Pietrina et Claus). Déjerine accepte le centre de Wernicke : partie postérieure des première et deuxième temporales gauches. Chez un de mes malades de 1884, il y avait aphasie motrice et surdité verbale ; mon collègue Dubrueil trépana au niveau des temporales : la surdité verbale disparut et l'aphasie motrice persista. Le centre auditif verbal est très rapproché du centre auditif général (2). Seulement le premier n'est qu'à gauche, tandis que le deuxième est bilatéral.

Dans la surdité verbale, le sujet ne comprend pas les mots parlés, il comprend les mots lus, parle et écrit volontairement, ne répète pas ce qu'on dit, lit tout haut, n'écrit pas sous la dictée, copie un texte écrit.

La surdité verbale incomplète peut se limiter à certains mots, certaines voyelles ou consonnes, certaines syllabes, à une seule langue chez un polyglotte, la musique... (3). Si le sujet est un auditif, la lecture et l'écriture pourront être influencées (4).

(1) DÉJERINE, *loc. cit.*, p. 407.
(2) Voir : DÉJERINE et SÉRIEUX. *Soc. de biol.*, 18 décembre 1897.
(3) Il y a autant de types *d'amusie* que de types d'aphasie (DÉJERINE, *loc. cit.*, p. 415).
(4) Voir, sur la surdité verbale : SÉRIEUX. *Revue de médec.*,

Brissaud admet trois degrés au symptôme : 1° le sujet entend le bruit, sans savoir qu'on lui parle ; 2° il sait qu'on lui parle, mais ne sait pas la langue qu'on lui parle ; 3° il reconnaît la langue, mais ne la comprend pas. Le réveil du centre auditif se fait (Bastian) : 1° par l'excitation sensorielle directe ; 2° par l'excitation (associée) venant d'un autre centre ; 3° par la volonté.

Dans le fonctionnement polygonal du langage les centres peuvent avoir des actions frénatrices mutuelles (Hughlings Jackson) ; le centre auditif a une action directrice sur le centre moteur du langage (Wernicke, Broadbent) et spécialement une action frénatrice (Pick) (1). Aussi, quand la surdité verbale survient brusquement, certains malades présentent-ils de la « logorrhée ». Pick écarte la théorie de l'excitation, et fait de cette logorrhée une « conséquence de la perte d'une fonction d'arrêt directrice dévolue au centre auditif ».

Cette idée est clinique, mais ne doit pas être prise dans un sens trop étroit. Il faut dire, avec Déjerine (2), que l'ensemble des centres sensoriels a une action frénatrice sur le langage : dans son type d'aphasie sensorielle avec lésion du gyrus supramarginalis, du pli courbe et de la première temporale, les images du langage sont conservées, mais privées du contrôle sensoriel : le malade est un verbeux et peut avoir de la jargonaphasie (création de mots de toutes pièces, syllabes sans suite).

2° Les aphasies *souspolygonales* (souscorticales ou pures de Déjerine) sont produites par les lésions des faisceaux du centre ovale, immédiatement sousjacents aux centres polygonaux (Pitres, 1877). Il faut avoir soin de les distinguer des lésions capsulaires, qui entraînent de la dysarthrie et du bredouillement (3).

1893 ; Sérieux et Déjerine, *Soc. de biol.*, décembre 1897 ; Sérieux et Farnarier, *Soc. de neurol.*, 1900, et *Revue neurol.*, 1900, p. 152 et 270. — Touche. Contribution à l'étude clinique et anatomopathologique de l'aphasie sensorielle. *Arch. gén. de médec.*, 1899, t. II, p. 641.

(1) Pick. L'importance du centre auditif du langage comme organe d'arrêt du mécanisme du langage. Rapport au Congrès de Paris de 1900.

(2) Mirallié, *loc. cit.*, p. 102.

(3) Nous verrons plus loin (aux dysarthries) que l'aphasie souscorticale de Pitres n'est pas l'aphasie souscorticale vraie ; ce n'est même pas une aphasie, c'est une dysarthrie capsulaire. — Voir aussi : Frænkel et Onuf. Cortic. u. subcortic. motor. Aphasie u. deren Verhæltniss z. Dysarthrie. *D. Zeitschr. f. Nervenh.*, 1899, XV, 312.

Beaucoup plus difficile est la distinction clinique entre chacune de ces aphasies souspolygonales et l'aphasie polygonale correspondante.

Lichtheim et Déjerine ont cherché à les caractériser cliniquement par l'expérience suivante (déjà faite par Proust) : Le sujet atteint, par exemple, d'aphasie souscorticale motrice pour la parole ne peut pas exprimer les mots comme l'aphasique moteur proprement dit, mais il a conservé les images motrices et il peut, dès lors, indiquer d'une façon quelconque, par un certain nombre de serrements de main (Lichtheim) ou par un certain nombre d'efforts d'expiration (Déjerine), combien de syllabes, c'est-à-dire combien de parties articulées renferme un mot donné.

A cette manière de voir on a objecté que, pour réussir l'expérience, le sujet n'a besoin que de ses images auditives, visuelles ou graphiques, à défaut des images motrices. Il n'y a donc pas de signe distinctif absolu entre les lésions des centres polygonaux et celles de leurs prolongements : et cela se comprend, puisqu'il s'agit toujours des mêmes neurones.

Seulement, les lésions souspolygonales étant plus éloignées des centres corticaux supérieurs que les lésions polygonales laissent, en général, l'intelligence et le langage intérieur beaucoup plus intacts.

Dans la cécité verbale souspolygonale (pure de Déjerine, 1892; Wyllie et Redlich), la lésion porte sur les fibres qui unissent le centre des images visuelles du langage (pli courbe) au centre de la vision générale (Déjerine.) C'est probablement à ce type qu'appartient le cas de Brissaud (1900), cité plus haut.

Pour la surdité verbale souspolygonale (souscorticale de Lichtheim, 1884), Déjerine (1) cite et discute six observations dues à Lichtheim, Pick (1892), Sérieux et Déjerine (1893), Ziehl (1896), Pick (1898) et Liepmann (1898) : lésion du centre auditif commun (circonvolutions temporales des deux côtés) et des fibres qui l'unissent au centre temporal de l'audition des mots à gauche.

3° Tout le groupe des aphasies *suspolygonales* est caractérisé par l'intégrité du polygone et, par suite, la persistance de l'entier langage automatique avec disparition d'une des fonctions idéomotrices ou idéosensorielles. La célèbre

(1) Déjerine, *loc. cit.*, p. 414. Surdité verbale pure.

auto-observation de Lordat (1) (1843) appartient à ce groupe.

Brissaud (2) parle de ces aphasies quand il dit que, dans cette variété, « le déficit intéresse non pas les fibres de projection de la troisième frontale, mais certaines fibres qui réunissent le champ de Broca à des régions de l'écorce où l'on place provisoirement et hypothétiquement le centre de l'idéation ». Ce sont les psychonucléaires de Pitres et les transcorticales de Pick (3).

Dans l'aphasie *idéomotrice*, la parole volontaire est seule supprimée; tout le reste est conservé, même la parole automatique. Ces malades, ne pouvant pas parler volontairement, peuvent chanter, réciter des prières, proférer des jurons, répondre par écrit aux questions écrites ou orales. Brown-Séquard a cité le cas d'un aphasique à l'état de veille qui parlait dans le sommeil chloroformique : il parlait quand son polygone, émancipé de O, présidait seul à la fonction du langage.

De même dans l'aphasie *idéographique*, tout est conservé (même l'écriture automatique), sauf l'écriture volontaire.

L'aphasie *idéovisuelle* est la cécité psychique et l'alexie souscorticale de Wernicke : le malade lit à haute voix, mais sans comprendre ce qu'il lit, à la façon du distrait (Brissaud).

De même pour l'audition dans l'aphasie *idéoauditive* (4).

Le siège du centre O étant inconnu, le siège des altérations de ce groupe d'aphasie est également inconnu encore.

4° Dans les aphasies *transpolygonales* (internucléaires de Pitres), la lésion siège sur les fibres d'association qui unissent entre eux les divers centres polygonaux. Dans ce groupe qui est l'opposé (ou plutôt le complémentaire) du précédent, le langage volontaire est conservé et le langage automatique plus ou moins compromis : toutes les aphasies de ces types sont sensoriomotrices.

Dans les visuelles, tout est possible, sauf la lecture à haute voix (5) ou la copie d'un texte lu; dans les auditives,

(1) J'ai réédité presque en entier, en 1884, dans le *Montpellier médical*, ce curieux Mémoire de Lordat de 1843.

(2) Brissaud. Leç. sur les mal. nerv., t. I, p. 535.

(3) Pick. *Arch. f. Psych.*, 1899 (*Revue neurol.*, 1900, p. 323).

(4) Comme exemple d'aphasie idéo-auditive, je citerai l'obs. III de Touche (*loc. cit.*, p. 657).

(5) A ce groupe optomoteur appartient l'*aphasie optique* de Freund (1889) : le sujet ne peut pas prononcer le nom d'un objet

la seule chose impossible est ou la parole en écho, répétition des mots dits, ou l'écriture sous la dictée.

Dans ces types plus que dans tout autre, le tempérament du sujet interviendra sur la gravité du trouble symptomatique. Suivant que le sujet est un auditif, un visuel, un moteur ou un graphique, la perte des connexions d'un centre donné avec les autres entraînera des conséquences plus ou moins importantes.

On conçoit aussi dans ce même groupe la possibilité de l'interruption des connexions entre les divers centres moteurs (aphasies motomotrices) ou entre les divers centres sensitifs (aphasies sensoriosensorielles). Ainsi, dans l'audition colorée, il y a des relations spéciales entre A et V; chez un sujet de cet ordre, une lésion entre A et V entraînerait des symptômes spéciaux. De même un graphique (sujet qui pense mieux la plume à la main) éprouverait de vrais désastres fonctionnels d'une lésion entre E et M.

Le siège de l'altération dans ces cas est encore difficile à indiquer. On doit cependant rappeler que, pour Flechsig, l'insula de Reil (centre d'association moyen) serait « le centre qui réunit, en un seul tout, toutes les régions corticales, sensitives et motrices, dont l'intégrité est indispensable à la conservation du langage articulé, et principalement les impressions auditives avec les images motrices des lèvres, de la langue, du voile du palais, du larynx (1) ». C'est aussi dans l'insula qu'Otuszowski (2) localise l'automatisme du langage. Cliniquement, la question est controversée (3). Les anciens faits de Meynert (1868), Lépine (1878), Cl. de Boyer (1879), Perdrier (1882), n'avaient pas convaincu Bernard (1885) et Charcot, qui, avec Pitres, maintenait le lobule de l'insula dans la zone latente. Lichtheim (1884), Marie (1883), Déjerine (1885), Pascal (1890) ont publié ou réuni des faits plus démonstratifs (4).

qu'il voit, mais bien d'un objet qu'il touche ou flaire : « L'image visuelle de l'objet est incapable de réveiller l'image motrice d'articulation correspondante; au contraire, les mémoires tactile, olfactive, gustative, réveillent facilement cette image » (Déjerine, *loc. cit.*, p. 107). C'est la lésion en V M.

(1) Van Gehuchten, *loc. cit.*, 2e édition, p. 699, et 3e édition, t. II, p. 313. — Sur les idées de Flechsig et leur discussion, voir : Flechsig, *Neurol. Centralbl.*, 1898, n° 21, et Rapport au Congrès de Paris de 1900; Hitzig et Von Monakow, Rapports au même Congrès sur les centres de projection et d'association du cerveau humain.

(2) Otuszewski, *Neurol. Centralbl.*, 1898, p. 163.

(3) Voir notre Traité des mal. du syst. nerv., t. I, p. 174.

(4) Voir aussi : Duroux, *Thèse de Nancy*, 1884, et Paul Raymond, *Gazette des hôpitaux*, juin 1895.

Cette revue terminée, il va sans dire que ce sont là des types d'aphasie schématisés et artificiellement simples; habituellement, en clinique, les cas sont plus complexes. Il y a des associations diverses de ces divers types. Il y a même des aphasies totales par lésion de la zone entière du langage. Mais l'étude que nous venons de faire permettra d'analyser chaque cas, de déterminer les éléments qu'il présente et par suite de diagnostiquer le siège de la lésion génératrice.

C'est ainsi que, dans son travail déjà cité, Crocq fils a montré qu'un de ses malades ne répond à aucun des types décrits par Déjerine et Mirallié, tandis que « les schémas de l'école de Charcot expliquent bien ce cas d'aphasie complexe » et les schémas de l'école de Charcot sont ceux de Brissaud et les miens, qu'il déclare « beaucoup plus compréhensibles et beaucoup plus simples ».

Les paraphasies. — Nous avons à peu près exclusivement employé jusqu'à présent le mot d'aphasie. Que faut-il entendre par *paraphasie* (1)?

Créé par Armand de Fleury (1865), ce mot a été bien défini par Kussmaul (1884) : « ce trouble de la parole dans lequel les idées ne répondent plus à leurs images vocales, si bien qu'au lieu de mots conformes au sens, surgissent des mots d'un sens contraire, complètement étrangers ou incompréhensibles. » Pitres (1899) a légitimement étendu le mot aux diverses formes du langage. C'est la paralalie de Lordat, la jargonaphasie (2) de certains auteurs. Au fond, c'est l'ataxie du langage comme l'aphasie en est la paralysie.

Signalé depuis longtemps (3), ce trouble a été bien analysé par Pitres qui étudie séparément la paraphémie, la paralexie et la paragraphie et leurs rapports mutuels.

Comme théorie, je laisse celle de Lordat et de Charlton Bastian qui n'y voit qu'un trouble de la mémoire des mots (nous étudierons plus loin le rôle de l'amnésie dans les aphasies) et celle de Kussmaul qui y voit un défaut d'attention (il y a analogie vraie entre le paraphasique et le

(1) Voir : PITRES. Etude sur les paraphasies. *Revue de médecine*. 1899, p. 337.

(2) Il vaut mieux réserver le mot de *jargonaphasie* à ces cas particuliers de paraphasie dans lesquels le sujet dit des syllabes sans suite et des mots qu'il forge ou même une sorte de grognement inintelligible.

(3) Pitres fait remonter son historique (très complet) à Crichton (1798).

distrait qui fait des lapsus; mais ce n'est qu'une analogie).

Wernicke a surtout montré le trouble des communications transpolygonales, mais en insistant trop sur le rôle du centre A (1). Lichtheim a bien vu, avec le trouble transpolygonal (qu'il attribue à l'insula), le trouble suspolygonal idéoauditif.

Pitres, qui discute ces théories, a très bien montré que, dans les paraphasies, il y a deux éléments : 1° surtout un trouble suspolygonal idéomoteur (idéophonétique et idéographique) ; 2° d'une manière moins constante, un trouble des associations intrapolygonales. La paraphasie devient ainsi (c'est une conclusion clinique importante) un symptôme des aphasies de notre IIIe et de notre IVe groupes, c'est-à-dire des aphasies suspolygonales (psychonucléaires de Pitres) et des aphasies transpolygonales (2) (internucléaires de Pitres). « Elle ne fait pas partie, dit Pitres (p. 350), des aphasies nucléaires (3) », c'est-à-dire de nos aphasies par lésion des centres polygonaux (Ier groupe) et des aphasies souscorticales (IIe groupe) qui ressemblent beaucoup aux premières.

Les deux groupes de paraphasies se distingueront l'un de l'autre par les signes habituels du groupe. Dans les paraphasies suspolygonales, il y aura intégrité du langage automatique, et dans les paraphasies transpolygonales il pourra y avoir de la logorrhée (jargonaphasie, verbosité) par la suspension de l'action frénatrice (dont nous avons parlé plus haut, p. 65) des centres sensoriels sur les centres moteurs du langage.

Rapports de l'amnésie et des paraphasies. — Nous avons encore à étudier les rapports des aphasies avec les *amnésies*.

Avec tous les auteurs de l'époque, Proust notamment, je posais la question en 1878. L'amnésie et l'aphasie, disais-je alors (4), « sont deux états qu'il ne faut ni séparer absolument, ni confondre d'une manière complète. Il y a deux espèces d'amnésie distinctes : la perte de mémoire peut porter sur les idées ou sur les mots. L'amnésie des idées ou des images est un trouble de l'idéation... n'a rien

(1) On trouvera, notamment dans le travail cité de Touche, des faits de paraphasie sans surdité verbale.

(2) On en trouvera des exemples dans le travail cité de Touche, notamment son observ. I (*loc. cit.*, p. 636).

(3) Ainsi formulée, la proposition est trop absolue. Car l'aphasie sensorielle polygonale (nucléaire) peut, comme nous l'avons vu plus haut (p. 65), s'accompagner d'un certain degré de paraphasie.

(4) Leçons sur les mal. du syst. nerv., 1878, t. I, p. 172.

à voir avec l'aphasie vraie. L'amnésie des mots, au contraire, rentre dans l'aphasie ; elle en est le degré inférieur... L'aphasique incomplet répète les mots quand on les lui dit, mais il ne peut pas les trouver spontanément : c'est de l'amnésie. L'aphasique complet ne peut même pas répéter ce qu'on lui dit... je ne puis pas admettre que l'amnésie soit une forme à part du trouble de la parole, comme le voudrait Proust... » L' « amnésie verbale... forme le degré inférieur » de l'aphasie.

C'est là l'idée classique; Charcot (1883), Ballet (1880) la développent : l'amnésie répond à un affaiblissement, à un effacement partiel des centres du langage. Déjerine soutient une opinion analogue en dissociant les amnésies verbales entre les divers centres sensoriels. Pitres (1) objecte à ces théories que l'amnésique ne peut pas évoquer volontairement un mot, mais qu'il le dit si on le lui souffle. Donc, les centres ne sont pas atteints eux-mêmes; c'est plutôt la communication entre les centres psychiques supérieurs et les centres du langage.

Déjà Guido Banti faisait de l'aphasie amnésique un trouble idéoauditif (suspolygonal en OA) : l'idée était juste, mais trop imprégnée du rôle exagéré que Wernicke fait jouer au centre auditif.

Pitres a repris largement toute la question, a appliqué les travaux récents sur la mémoire (2) et a conclu que l'aphasie amnésique est une variété particulière du groupe psychonucléaire (3) (notre IIIe groupe suspolygonal ou idéopolygonal). La lésion correspondant à ce type d'aphasie siégerait dans le lobule pariétal inférieur (4).

La question me paraît un peu plus complexe. Avec Pitres et la plupart des philosophes, nous distinguons la mémoire de *fixation* et la mémoire de *recollection*.

1° « La mémoire de *fixation* correspond à l'ensemble des actes par lesquels les impressions sensitives pénétrant dans le cerveau y laissent une trace de leur passage, un résidu, une image, quelque chose enfin qui est susceptible de renaître ultérieurement et de représenter à l'esprit, sous la forme de souvenirs, les sensations antérieurement perçues. Elle comprend deux stades, dont le premier est la

(1) Pitres. L'aphasie amnésique et ses variétés cliniques. *Progrès médical*, 1898, p. 321.

(2) Voir notamment : Ribot. Les maladies de la mémoire. — Sollier. Les troubles de la mémoire, 1892.

(3) Pitres. Travail cité sur les Paraphasies, p. 851.

(4) Voir aussi : Trénel. Aphasie amnésique. *Nouv. Iconogr. de la Salpêtrière*, 1899, p. 133.

pénétration de l'image dans la substance nerveuse et le second sa *rétention* ou sa *conservation* (1). » Ceci est une fonction polygonale (2). Chacun des centres polygonaux AVME est le siège de la mémoire : A des mots entendus, V des mots lus, M des mots à dire, E des mots à écrire.

2° « La mémoire de *recollection* comprend les actes par lesquels l'image, antérieurement emmagasinée dans le cerveau, émerge, à un moment donné, des profondeurs de l'inconscient, et se présente au moi. Son phénomène essentiel est la *reviviscence* de l'image. Mais la reviviscence ne constitue pas toute la recollection ; elle est habituellement précédée par l'*évocation* et suivie par la *reconnaissance.* » Ceci est une fonction suspolygonale : c'est O qui évoque les images polygonales, les reconnaît dans sa mémoire psychique supérieure, et fait revivre l'idée correspondante. Mais à côté de cette évocation consciente, il peut aussi y avoir une évocation automatique, qui est alors une fonction purement transpolygonale : une impression en V ou en A peut évoquer automatiquement la mémoire verbale en M ou en E ; mais c'est une évocation inconsciente, sans reconnaissance.

De cette analyse il résulte que certainement les troubles suspolygonaux, sur les trajets idéosensoriels ou idéomoteurs, peuvent être le point de départ de l'aphasie amnésique. Je veux bien que ce soit même là la cause la plus fréquente de l'aphasie amnésique, mais il me semble difficile d'admettre, avec Pitres, que c'est la seule. Les troubles des centres polygonaux et les troubles dans les communications transpolygonales peuvent bien aussi entraîner de l'amnésie verbale.

Sans doute, comme l'a dit Pitres, chez beaucoup d'aphasiques amnésiques le langage automatique est conservé : alors il s'agit, évidemment, de trouble suspolygonal. Mais le langage automatique est-il conservé chez tous les amnésiques ? Je ne le crois pas.

Chez certains amnésiques, la vue d'un mot écrit ne suffit pas à le leur faire dire : donc chez lui, le centre M a sa mémoire affaiblie ou ses communications VM troublées : ce sera une aphasie polygonale (nucléaire) ou transpolygonale (internucléaire) et pas une aphasie suspolygonale (psychonucléaire). J'insiste un peu sur cette idée que, pour

(1) Pitres. Travail cité du *Progrès méd.*, p. 369.

(2) En O est la mémoire des idées, mais pas la mémoire des mots vus, lus, écrits ou parlés, puisque le langage automatique reste possible sans l'intervention de O : quand on lit à haute voix, l'image visuelle évoque la mémoire du mot à dire.

prouver l'intégrité du polygone, il ne suffit pas que le sujet répète les mots qu'on lui dit; il faut que tout son langage automatique soit intact (1). Or, je ne crois pas qu'il en soit ainsi toujours.

Donc, nous accepterons la formule de Pitres avec ces réserves : l'aphasie amnésique est le plus souvent d'origine suspolygonale ou psychonucléaire (Pitres); dans ce cas, tout le langage automatique est conservé. Dans d'autres cas, l'aphasie amnésique peut être due à une altération des centres polygonaux ou à des communications intrapolygonales; l'aphasie amnésique s'accompagne alors des autres symptômes de ces groupes d'aphasie (2). Ces réserves suffisent pour qu'on ne puisse pas, comme Pitres, faire de l'aphasie amnésique une variété à part, univoque (3).

Pitres reconnaît lui-même, avec son grand sens clinique, chez certains aphasiques, la perte de la mémoire de fixation : ils ne peuvent pas apprendre des mots nouveaux; ils relisent plusieurs fois la même page, ne retenant pas assez les lignes qu'ils viennent de lire pour pouvoir utilement tourner la page (apexie verbale, défaut de fixation. Pitres). C'est là, dans certains cas, un trouble de fonction nucléaire ou polygonale (4) et non de fonction suspolygonale. Pitres reconnaît que le symptôme peut se présenter dans des variétés d'aphasie autres que les psychonucléaires : c'est cependant bien de l'amnésie verbale.

De même Pitres a montré que certains aphasiques présentent de l'apexie verbale auditive. Comme Lordat, qui l'avait remarqué sur lui-même, ils ne peuvent pas suivre

(1) Ainsi chez une malade de Pitres, il suffisait d'écrire les premières lettres du mot pour qu'elle le dît. Cependant, un jour qu'on lui présentait un atlas de géographie, elle ne trouvait pas le mot « géographie ».

(2) Pitres (*loc. cit.*, p. 403) admet bien une amnésie de fixation. Mais il dit seulement que, « peu étudiée jusqu'à présent », elle « ne correspond pas à une forme spéciale d'aphasie, mais s'observe souvent, à titre de symptôme accessoire, chez beaucoup d'aphasiques de toutes les variétés ».

(3) C'est encore la conclusion de Déjerine dans son dernier travail (*loc. cit.*, p. 417) : « La clinique et l'anatomie pathologique, dit-il (p. 418), montrent que l'aphasie amnésique de Pitres n'existe pas en tant que forme spéciale d'aphasie et qu'elle n'est qu'une variété atténuée d'aphasie motrice ou sensorielle avec lesquelles elle se confond. »

(4) C'est O qui lit et suit l'enchaînement des idées; mais il se sert des images de mots accumulés dans le centre V du polygone. Donc l'apexie verbale peut très bien, au moins dans certains cas, être un trouble polygonal.

une conversation parce qu'ils ne peuvent pas fixer suffisamment dans leur mémoire les mots entendus des phrases précédentes ou du commencement de la phrase. Et cependant certains de ces malades peuvent répéter immédiatement des mots, comme le mot diméthyloxyquinidine que répétait une malade de Raymond (1). Donc l'épreuve de la répétition du mot ne suffit pas à établir l'intégrité de l'automatisme polygonal. Car cette mémoire de fixation qui est ici atteinte a bien son siège dans les centres polygonaux de l'automatisme.

Donc, s'il y a une aphasie amnésique suspolygonale ou psychonucléaire et si c'est la principale et la plus fréquente, on ne peut pas dire que ce soit la seule. Il y a des amnésies verbales de fixation qui forcent à admettre de nouveau, malgré les objections de certains auteurs (2), les amnésies partielles, les effacements partiels des images verbales admis par Charcot et la diminution de la faculté mnésique dans les centres nucléaires polygonaux eux-mêmes.

Traitement physiologique des aphasies. — Il y a un *traitement physiologique* des aphasies basé sur des principes analogues à ceux dont nous avons parlé pour l'appareil d'orientation et d'équilibre (3).

Une aphasie peut en effet guérir sans que la lésion disparaisse (4). Dans ce cas, il y a eu suppléance, soit par la région similaire du côté opposé, soit par les parties voisines du même hémisphère. Le rôle du médecin consiste à aider et à hâter la formation de ces suppléances, et cela en entraînant et en éduquant les parties saines.

Ainsi, pour le premier et le deuxième groupes des aphasies (polygonales et souspolygonales), on réapprendra à parler par l'ouïe, la vue, la mimique et l'écriture dans la lésion de M; dans la lésion de E, on lui réapprendra à écrire avec les images visuelles ou auditives (en le faisant copier ou en dictant) ; dans la lésion de V, on lui réapprendra à lire, en se servant de A surtout, mais aussi de M et de E; enfin, dans

(1) Voir les notes 2 et 3 de la page 66 du travail cité de Pitres dans le *Progrès médical*.

(2) Voir notamment : Sollier, Le problème de la mémoire, 1900, p. 21.

(3) Voir mon article : Traitem. de l'Aphasie, *in* Traité de thérapeut. appliquée d'Albert Robin, 1898, fasc. XIV, p. 170.

(4) Voir, par exemple, le fait de Dufour (avec autopsie). *Soc. anat.*, 1896. *Revue neurol.*, 1896, p. 634.

la lésion de A, on le rééduquera, comme un sourd-muet, avec des images visuelles, etc.

Dans les aphasies suspolygonales du troisième groupe, on a à sa disposition tout le langage automatique du sujet pour lui réapprendre à faire intervenir sa conscience et sa volonté : on tâchera de lui apprendre peu à peu à ne plus être un perroquet ou un écho.

Au contraire, dans les aphasies transpolygonales du quatrième groupe, c'est le langage automatique qu'on habituera le sujet à retrouver, en utilisant ses directions volontaires et conscientes restées intactes.

2. — LES ANARTHRIES ET DYSARTHRIES

Les idées étant pensées en O et réalisées en mots en M du polygone, il faut les exprimer à l'extérieur, les articuler. Le groupe de troubles que nous étudions siège dans cet appareil de l'articulation des mots. C'est un groupe bien moins important que celui des aphasies, parce qu'il ne frappe que les voies centrifuges du langage et surtout c'est un groupe beaucoup moins spécial, parce qu'il ne constitue en somme qu'un trouble de motricité ordinaire.

L'appareil central de l'articulation des mots s'étend depuis l'écorce (opercule rolandique : centres de la langue, des lèvres et du larynx) jusqu'aux noyaux bulbaires de l'hypoglosse, du facial et du spinal (1).

Pour commencer par les cas les plus nets et les mieux séparés des aphasies, nous irons de bas en haut et étudierons les dysarthries successivement dans les lésions : du bulbe, de la protubérance, du cervelet, des pédoncules, de la région capsulaire (paralysies pseudobulbaires, aphasies souscorticales) et de l'écorce (paralysie générale).

Lésions bulbaires. — Le type des *lésions bulbaires* est, à ce point de vue, la paralysie labioglossolaryngée de Duchenne, poliencéphalite inférieure chronique : lésion destructive progressive chronique des noyaux bulbaires (origine réelle) du facial, du spinal et de l'hypoglosse.

La paralysie de la langue empêche de prononcer les consonnes palatines ou dentales (*r*, *l*, *s*, *g*, *k*, *d*, *t* sont prononcées comme *ch*) et les voyelles *e* et *i* ; la langue est embarrassée et la parole épaisse. La paralysie du voile du palais rend la voix nasillarde et empêche de prononcer *b*, *f*, qui deviennent *m*, *v* (à moins qu'on ne pince le nez du

(1) Voir notre *Anat. clinique*, p. 81 et tableau VI de la p. 84.

sujet). La paralysie de l'orbiculaire des lèvres empêche de prononcer *o* et *u* et les labiales *p*, *b*, *m*, *n*, *k*, *c*, *t*. Quand les trois paralysies sont superposées, les malades ne peuvent plus dire que *a* ou poussent un grognement inintelligible. L'aphonie peut s'y joindre par la paralysie des muscles intrinsèques du larynx.

Le même syndrome s'observera quand l'altération des mêmes noyaux fera partie d'une maladie plus étendue, comme l'atrophie musculaire progressive, la sclérose latérale amyotrophique ou la sclérose en plaques.

On observera, mais moins aisément, des troubles analogues dans la paralysie bulbaire aiguë (Leyden) ou poliencéphalite aiguë, dans l'hémorragie, le ramollissement, la compression et les tumeurs du bulbe.

Dans la paralysie bulbospinale asthénique ou syndrome d'Erb (1) (degré inférieur de la polioencéphalomyélite), « la voix est nasonnée et même nasillarde, traînante. Lorsqu'on fait causer le malade, les premières paroles sont généralement intelligibles, mais les suivantes sont bredouillées et confuses, la voyelle *a* est celle qui généralement est le mieux prononcée. Par suite de la propagation du processus aux muscles laryngés, la voix est faible, enrouée, gutturale; on peut noter de l'aphonie complète; la parole peut être entrecoupée par de fréquentes aspirations traduisant l'insuffisance d'occlusion de la glotte (2). »

Lésions protubérantielles. — Raymond et Artaud (3) citent trois cas de ramollissement *protubérantiel* avec troubles de la parole : dysarthrie et paralysie de la langue, dans un ensemble clinique rappelant « jusqu'à un certain point celui de la paralysie glossolabiée ». Les lésions, dans ces cas, occupaient, dans la protubérance, la partie postérieure et interne des pyramides motrices.

Markowski (4) a repris l'ensemble de la question des troubles de la parole dans les lésions protubérantielles et est arrivé aux conclusions suivantes : 1° un foyer unila-

(1) Voir : Victor Ballet. La paral. bulbospinale asthén. ou syndr. d'Erb., 1898. — Voir aussi une leçon de Raymond. Clin. des mal. du syst. nerv., t. IV, 1900, p. 159.

(2) Victor Ballet, *loc. cit.*, p. 36.

(3) Raymond et Artaud. Contribut. à l'étude des localisat. cérébr. Trajet intracérébr. de l'hypogl. *Arch. de neurol*, 1884, p. 300.

(4) Markowski. Zur Casuistik d. Herderkr. d. Brücke mit besond. Berücksichtigung d. durch dieselben verurs. anarthrischen Sprachstör. (Trav. du service du prof. Dehio à Dorpat.) *Arch. f. Psych.*, t. XXIII, 1892, p. 307.

téral gauche de ramollissement n'entraîne pas de trouble de la parole, même s'il atteint la totalité du faisceau pyramidal; 2° quand le faisceau pyramidal gauche est détruit dans le pont, il suffit, pour produire l'anarthrie, d'un foyer droit détruisant la partie médiane dorsale du faisceau pyramidal droit; 3° donc les conducteurs moteurs de la parole passent dans les deux côtés de la protubérance; 4° les troubles de la parole sont surtout produits par les lésions protubérantielles siégeant dans la partie médiane et dorsale de la voie pyramidale.

Lésions cérébelleuses. — C'est probablement par l'intermédiaire des noyaux du mésocéphale que se produisent les troubles de la parole d'origine *cérébelleuse* : « ils consistent en une certaine scansion de la parole, les syllabes sont séparées les unes des autres, et leur émission est brusque; on a signalé aussi le nasonnement (Arndt) ou la parole traînante (Menzel) (1). » C'est de l'incoordination du langage, une sorte de *paraarthrie*, par défaut d'équilibre dans les contractions musculaires nécessaires à l'expression du langage.

Dans l'hérédo-ataxie cérébelleuse (2), les troubles de la parole sont presque constants et souvent relativement précoces. « La parole est irrégulière, c'est-à-dire que, lente d'une façon générale, elle se précipite par moments en faisant, pour ainsi dire, explosion; d'où la dénomination de parole explosive... Bien qu'il y ait difficulté de l'articulation pour certaines lettres en particulier, labiales, palatines (Sanger Brown), les mots polysyllabiques, dont la prononciation est la plus pénible, ne sont pas mutilés... L'émission des mots est saccadée, mais il n'y a pas de scansion proprement dite, comme dans la sclérose en plaques. Quand on demande aux malades ce qui les empêche de parler comme tout le monde, certains disent que leur langue ne veut pas tourner dans leur bouche. Menzel a observé des mouvements d'abaissement exagéré de la mâchoire et des mouvements de mastication au moment où le malade allait parler. La voix... est généralement sourde, gutturale et monotone, quelquefois au point que le malade ne peut plus chanter... »

Au même groupe appartiennent les dysarthries de la maladie de Friedreich (lésion des neurones cérébelleux inférieurs) (3). « C'est un symptôme constant et précoce...

(1) Thomas. Thèse citée, p. 132.
(2) Voir : Londe, *loc. cit.*, p. 87.
(3) Voir plus haut la note de la p. 49.

La parole est lente, pâteuse, inégale (dans une même phrase, le malade dit certains mots plus vite que d'autres). La prononciation est parfois indistincte. Le trouble de la parole ressemble à celui de la sclérose en plaques, mais la scansion des mots est moindre ou n'existe pas; de plus, la voix est par moments enrouée, bitonale. M. P. Marie écrit : « Cette parole ressemble à la démarche cérébel-« leuse, car elle est, comme celle-ci, pesante, incertaine et « titubante (1). »

Lésions pédonculaires. — Les troubles de la parole, dans les lésions *pédonculaires* (2), sont un symptôme rare, ne se produisant que dans les altérations du pédoncule gauche. D'Astros en reconnaît deux catégories : *a*) « dans une première forme, la plus ordinaire..., il s'agit d'abord de lenteur de la parole, puis de bégaiement ou mieux de balbutiement; la parole peut devenir inintelligible, l'anéantissement de la parole, l'anarthrie absolue être constituée (voir les faits de Mayor et de Leyden) »; *b*) dans la deuxième forme, moins bien définie, il y aurait incoordination de la parole, et d'Astros localiserait plutôt la lésion de ces cas dans les voies sensitives du pédoncule : l'observation personnelle qu'il cite est remarquable; mais les lésions en sont un peu complexes pour permettre une conclusion ferme et définitive.

Lésions capsulaires. — Les troubles dysarthriques de la parole par lésions *capsulaires* (corps strié et capsule interne motrice) sont surtout observés dans la paralysie pseudo-bulbaire (Lépine, 1877) par lésion bilatérale du cerveau (3).

Dans ces cas, « la dysarthrie consiste principalement en une lenteur qui traduit l'effort, un calcul pénible, une sorte d'épellation des lettres ou de scansion des syllabes. Certains mots sont plus facilement prononcés, d'autres ont grand'peine à sortir et alors font explosion, pour employer une comparaison classique... La voix est sourde, souvent nasillarde (ce qui tient à une paralysie, au moins partielle, du voile palatin) et surtout monotone (4). »

(1) Vincelet, *loc. cit.*, p. 23.

(2) D'Astros. Pathol. du pédoncule cérébral. *Revue de médec.*, 1891, p. 1.

(3) Voir : Raymond et Artaud. Mém. cité, p. 152; Galavielle, *Thèse de Montpellier*, 1893; Halipré. *Thèse de Paris*, 1894; Raymond. Clin. des mal. du syst. nerv., t. I, 1896, p. 436; Brissaud. Leç. sur les mal. nerv., t. II, 1899, p. 293.

(4) Brissaud, *loc. cit.*, p. 306.

Le trouble peut aller jusqu'à l'anarthrie absolue, comme c'était le cas chez notre malade dont l'observation (avec autopsie) a servi de point de départ à la thèse de Galavielle (1).

Parfois une lésion unilatérale peut entraîner une symptomatologie analogue (obs. de Ross, Drummond, Kirchhoff, Nothnagel). Halipré et Brissaud (2) ont proposé, pour expliquer la chose, des schémas d'après lesquels chaque noyau lenticulaire communiquerait, directement ou par le corps calleux, avec l'écorce cérébrale des deux côtés.

Du reste, le fait doit être considéré comme exceptionnel et en général la lésion capsulaire unilatérale ne donne pas lieu à de grands troubles dans la parole, même quand la langue participe à l'hémiplégie : le centre cortical de l'articulation des mots étant bilatéral, ce qui le différencie du centre cortical du langage, physiologiquement situé à gauche.

C'est dans le même groupe des dysarthries capsulaires qu'il faut placer ce que Pitres appelle les aphasies souscorticales : « On a décrit, dit-il (3), sous le nom d'aphasie souscorticale (4), un syndrome clinique différent de l'aphasie motrice vulgaire par la conservation intégrale de la notion idéale et de l'image phonétique motrice des mots et par un trouble de l'articulation ayant pour effet de rendre la parole bredouillée, indistincte, parfois même tout à fait inintelligible... Les cas cliniques présentent la symptomatologie attribuée à l'aphasie souscorticale... coïncidant avec des lésions de la partie moyenne de la capsule interne ou tout au moins de la région capsulaire. Aucune observation ne démontre que les lésions centreovalaires, siégeant dans la portion élargie du cône de substance blanche sousjacent à la circonvolution de Broca, puissent déterminer le syndrome aphasie souscorticale, même quand la lésion épargne complètement la substance

(1) Galavielle, *loc. cit.*, p. 16. Dans cette même thèse, on trouvera (p. 80) une description complète de ces troubles dysarthriques et plus loin (p. 97) la discussion de leur physiol. pathol. et spécialement du rôle du larynx dans la phonation et l'articulation (p. 100).

(2) Brissaud, *loc. cit.*, p. 331.

(3) Pitres. Des aphasies. Rapport au Congrès de médecine de Lyon, 1894.

(4) Nous avons vu plus haut (aphasies souspolygonales) ce qu'il faut réellement entendre par aphasie souscorticale. Car j'estime, avec Déjerine, qu'il ne faut pas confondre l'aphasie souscorticale (notre type 8) et la dysarthrie capsulaire.

grise. Les lésions de ce genre donnent lieu à l'aphasie motrice vulgaire, corticale. Au point de vue nosographique, l'aphasie dite souscorticale, dont les symptômes positifs sont, en somme, uniquement représentés par des troubles dysarthriques ou anarthriques, doit être détachée du groupe des aphasies vraies pour être rapprochée de celui des paralysies pseudobulbaires... Cela provient vraisemblablement de ce que les centres spécialisés du langage n'ont pas de fibres propres les reliant directement aux centres d'exécution bulbomédullaire. Ils empruntent, pour leurs communications avec la périphérie, le concours des centres moteurs et sensitifs communs, lesquels, étant seuls représentés dans la capsule interne par des fibres de projection directe, sont seuls atteints par les lésions de la région capsulaire. »

C'est dire qu'il n'y a pas plus d'aphasie capsulaire qu'il n'y a (quoi qu'on en ait dit) (1) d'aphasie pédonculaire ou d'aphasie protubérantielle (2).

Lésions corticales. — Les lésions *corticales* peuvent produire soit des troubles aphasiques, soit des troubles dysarthriques. Le centre que nous avons représenté par la seule lettre M sur le polygone est en réalité composé de deux centres : le centre des images motrices des mots et le centre d'articulation, centre cortical de la langue, des lèvres et du larynx. Ces deux centres sont très rapprochés, mais non identiques.

En 1881, Raymond et Artaud (3) ont cité six faits, « nous ne dirons pas de glossoplégie corticale, mais de troubles divers de motilité de la langue par lésion des circonvolutions ». Ils sont dus à Hitzig, Charcot et Ball, Verneuil, Dugont, Bally, Rosenthal et Ferrier. De ces faits (de valeur très inégale), Raymond et Artaud concluent que, dans le pied de la frontale ascendante, seraient le centre cortical de l'hypoglosse (des deux côtés) et aussi le centre du facial inférieur et du masticateur.

En 1893, Galavielle (4) ajoute des cas de lésions exclusivement corticales (ou avec les faisceaux blancs souscorticaux) dus à Garel et Dor, Magnus et Becker. Et alors aux

(1) Voir : Raymond et Artaud, *loc. cit.*, p. 300.

(2) Voir sur ce même point la leçon de Brissaud sur l'aphasie d'articulation et l'aphasie d'intonation. Leç. sur les mal. nerv., t. I, 1895, p. 521.

(3) Raymond et Artaud, *loc. cit.*, p. 147.

(4) Galavielle, *loc. cit.*, tableau de la p. 77.

centres de la langue et des lèvres se joint le centre cortical du larynx. Ce centre, Garel le place « sur le pied de la troisième frontale, au voisinage du sillon qui sépare cette région du pied de la partie inférieure de la frontale ascendante ». Ce centre, confirmé par Masini, Semon et Horsley, aurait une action unilatérale et croisée sur le larynx. Déjerine a publié (1891) deux belles autopsies de lésion des faisceaux blancs qui partent de ce centre (1).

En somme, comme l'a bien montré Brissaud (2), la région de ces centres est, dans chaque hémisphère, celle de l'opercule (d'Arnold), c'est-à-dire de la lèvre supérieure de la scissure de Sylvius. Chaque hémisphère exerçant son action sur les deux moitiés de la langue, du pharynx et du larynx, quand la lésion de l'opercule est unilatérale, le trouble symptomatique sera léger ou s'atténuera rapidement (même si la lésion est profonde). Mais si la lésion est bilatérale, nous aurons une paralysie glossolabiée corticale de symptomatologie analogue à celle de la glossolabiée capsulaire (pseudobulbaire).

Dans ce groupe des dysarthries d'origine corticale nous pouvons placer un certain nombre de ces troubles de la parole, si caractéristiques, de la paralysie générale. Je ne parle pas des troubles intellectuels de la parole, mais des troubles vraiment d'articulation. Tels le tremblement de la parole, le bégaiement, le bredouillement. C'est le balbutiement de l'homme ivre ou de l'homme en colère : les syllabes empiètent les unes sur les autres et se fondent en un bredouillement d'autant plus incompréhensible que la phrase à prononcer renferme des *l* et des *r* en plus grande abondance ; on observe alors (Charcot) la multiplication des *l* et la redondance des *r* ou l'impossibilité de dire plusieurs fois de suite et un peu vite : ministre plénipotentiaire ou trente-troisième régiment d'artillerie. C'est là un symptôme indépendant de l'état intellectuel : on peut l'observer au début avec une intelligence à peu près normale.

(1) Voir mon *Anatomie clinique*, p. 81.
(2) Brissaud. Leç. sur les mal. nerv., t. II, 1899, p. 310.
(3) Voir : Déjerine, in Traité cité de Bouchard, t. V, p. 1017.

VI. — LE SYNDROME DE L'APPAREIL ENCÉPHALIQUE DE LA CIRCULATION, DES SÉCRÉTIONS, ET DE LA NUTRITION, DE LA DIGESTION ET DE LA RESPIRATION

L'appareil nerveux qui préside à ces diverses fonctions viscérales est bien connu (1); il y a trois étages de centres encéphaliques : les centres mésocéphaliques, les centres optostriés et les centres corticaux (2); les premiers sont les plus importants, les deux autres n'agissent que par l'intermédiaire des mésocéphaliques. La pathologie en est encore bien plus obscure : nous ne pourrons guère indiquer ici qu'un cadre, peu rempli encore de faits, manquant surtout de faits précis avec contrôle anatomique.

1. — LE SYNDROME DES APPAREILS NERVEUX, CIRCULATOIRE, SÉCRÉTOIRE ET TROPHIQUE

Maladies de ces appareils. — Toutes les maladies du système nerveux peuvent atteindre ces appareils au même titre que les autres. Certaines maladies se systématisent surtout à ces appareils. Tels sont : la maladie de Maurice Raynaud, la maladie de Basedow, le myxœdème, le trophœdème, les trophonévroses, l'acromégalie, la tachycardie paroxystique essentielle... Si nous étudiions ici l'appareil nerveux trophique dans sa totalité (moelle et nerfs compris), il faudrait y joindre les amyotrophies, sclérodermies, zonas...

Les altérations de ces appareils peuvent se manifester par des symptômes locaux *périphériques* ou *vasculaires*, et par des symptômes *centraux* ou *cardiaques*.

Symptômes périphériques ou vasculaires. — Dans les symptômes *périphériques*, nous passerons en revue : les troubles circulatoires (hypérémies et anémies, œdèmes,

(1) Voir mon *Anatomie clinique*, p. 83.

(2) A ce que nous avons dit des centres corticaux des viscères, il faut ajouter que SOLLIER (Congrès des neurol. d'Angers, 1898), à la suite d'expériences sur les hystériques, place le centre de l'estomac bilatéralement sur la pariétale supérieure, sur le prolongement de la branche postérieure de la scissure de Sylvius, et le centre du cœur sur la ligne médiane, au-dessus du précédent (*Revue neurol.*, 1898, p. 580).

gangrènes), les troubles sécrétoires et les troubles trophiques.

1° Le type des acrocyanoses et des troubles *circulatoires* périphériques limités, d'origine nerveuse, est fourni par la *maladie de Maurice Raynaud*, ou asphyxie locale des extrémités. Seulement les lésions névritiques ou radiculaires semblent plus fréquentes que les lésions centrales. Cependant, Leclerc (1) vient de développer les arguments à l'appui de l'origine bulboprotubérantielle de ce syndrome. De la maladie de Maurice Raynaud, nous pouvons rapprocher l'*érythromélalgie* (Duchenne de Boulogne, Weir Mitchell, 1878, Lannois, 1880) qui en est comme la forme angioparalytique (la maladie de Raynaud restant la forme angiospastique) et le *doigt mort*, dû au spasme accidentel des artérioles (2). Certaines *hémorragies* névropathiques peuvent aussi être d'origine centrale.

L'*hypothermie* (3) (plus rarement l'hyperthermie) que l'on observe dans le membre paralysé des hémiplégiques est bien un trouble vasomoteur périphérique, d'origine centrale. Lorain a indiqué une courbe sphygmographique moins élevée dans le côté paralysé.

Certains hémiplégiques ont de l'*œdème* du côté paralysé (4), (ceci conduit à l'œdème, blanc ou bleu, des hystériques), d'autres de l'adipose souscutanée (Landouzy). Gilbert et Garnier (5) ont rencontré chez un hémiplégique la *main succulente*, cette variété de main œdémateuse, qu'avec Pierre Marie, Marinesco (6) a décrite particulièrement dans la syringomyélie.

(1) Leclerc. De l'asphyxie locale des extrémités dans les états pathologiques bulboprotubérantiels. *Semaine médic.*, 1900, p. 307.

(2) Dans un récent travail, Sachs et Wiener (*D. Zeitschr. f. Nervenh.*, t. XV, 1899, p. 286) rattachent plutôt l'érythromélalgie aux maladies des artères qu'aux maladies du système nerveux. Il en est de même de beaucoup de cas de doigt mort (artériosclérose).

(3) Voir, pour ces troubles thermiques d'origine cérébrale, notre Traité (avec Rauzier), t. I, p. 340 (circonvolutions) et p. 354 (région optostriée) et aussi p. 48 (températures péricrâniennes). Voir aussi la thèse de Blaise, faite dans mon service, sur « les Températures périphér. et particulièr. les tempér. dites cérébr. dans les cas de paral. d'origine encéphal. ».

(4) Voir notamment : Hare. *The Journ. of nerv. a. ment. dis.*, 1898 (*Revue neurol.*, 1898, p. 810).

(5) Gilbert et Garnier. *Soc. de biol.*, 1897 (*Revue neurol.*, 1897, p. 655).

(6) Marinesco. *Nouv. Iconogr. de la Salpêtr.*, 1897, p. 84 et 202. Voir notre *Diagn. des mal. de la moelle*, p. 52. Seulement dans l'hémiplégie cérébrale, il n'y a pas alors d'amyotrophie.

La *raie méningitique* (Trousseau) est encore un symptôme vasomoteur d'origine centrale, qui conduit au *dermographisme* de certains névrosés.

La *gangrène* névropathique s'observe comme terme extrême de la maladie de Maurice Raynaud (gangrène symétrique des extrémités). Tout le monde connaît le *decubitus acutus*, escarre se développant rapidement chez l'apoplectique, sur la fesse, du côté paralysé. Préobrajenski (1) a observé chez un hémiplégique la gangrène des extrémités paralysées.

Dans le *myxœdème*, l'insuffisance thyroïdienne entraîne des altérations dans les centres nerveux, encore mal définies anatomiquement, mais démontrées, au moins, par les symptômes. Gull a décrit (1873) cette maladie sous le nom d'état crétinoïde. On observe chez ces sujets « un affaiblissement intellectuel progressif, une apathie, une torpeur intellectuelle et physique. Les malades sont lents à répondre ; leur parole est embarrassée, ils parlent comme s'ils avaient de la bouillie dans la bouche. De temps en temps on voit se greffer sur cet état de déchéance intellectuelle des phénomènes d'excitation et de dépression, de manie ou de mélancolie... (2) ». Thibierge dit : « Lenteur de l'idéation, défaut de mémoire, somnolence le jour et insomnie la nuit ; irritabilité, mouvements lents et inhabiles... (3). »

Bourneville (4) a même décrit une idiotie myxœdémateuse (le Pacha de Bicêtre, le Crétin des Batignolles) : aspect gélatiniforme des circonvolutions ; arrêt du développement physique et nanisme (5). On peut considérer aussi le crétinisme (6) comme un myxœdème endémique.

Brissaud (7) a également pensé que beaucoup de cas

(1) Preobrajenski. *Mém. méd.*, 1896, *Revue neurol.*, 1897, p. 73.

(2) Ridel Saillard. *Thèse de Paris*, 1881, n° 218. Voir aussi la Revue de Blaise (*Arch. de neurol.*, 1882, p. 60 et 141) à propos d'un cas observé dans mon service.

(3) Thibierge. *Gaz. des hôp.*, 1891, p. 117.

(4) Bourneville et Bricon. *Arch. de neurol.*, 1886, p. 137 292.

(5) Voir : Douillet. Myxœd. infantile et nanisme. *Le Dauphiné méd.*, 1898, p. 162 (*Revue neurol.*, 1898, p. 838).

(6) Voir : Thibierge. Le myxœdème. *L'Œuvre méd. chirurg.*, n° 12, 1898.

(7) Brissaud. Leç. sur les mal. nerv., 1893, t. I, p. 605, et *Nouv. Iconogr. de la Salpêtr.*, 1897, p. 240. — Voir aussi : Meige et Allard. *Nouv. Iconogr. de la Salpêtr.*, 1898, p. 105 ; Meige. *Ibid.*, 136 ; Sano, *Soc. belge de neurol.*, 1898 ; Thibierge. *Soc. méd. des hôp.*, 1898, etc.

d'infantilisme peuvent être rattachés aux formes atténuées du myxœdème, et Meige (1) a décrit, sous le nom de dystrophie œdémateuse héréditaire ou de trophœdème héréditaire, une trophonévrose qui rentre dans ce groupe de syndromes. Lourier (2) a étudié un œdème névropathique éléphantiasique.

Rummo (3) décrit sous le nom de *gérodermie génito-dystrophique* un état de sénilisme dans la production duquel l'atrophie génitale jouerait le rôle de l'atrophie thyroïdienne dans la pathogénie du myxœdème. Pour plusieurs auteurs (4), les gérodermes de Rummo seraient des infantiles myxœdémateux de Brissaud (5).

Enfin Dercum a décrit une adipose douloureuse que Giudiceandrea (6) place aussi dans la grande famille des trophonévroses et qu'il rapproche du myxœdème et de l'acromégalie.

2° Dans l'*acromégalie*, les troubles sont plus réellement et plus profondément *trophiques* que dans les diverses variétés de myxœdème (lésions osseuses).

Cette « maladie de Pierre Marie » (1885) est caractérisée par « une hypertrophie singulière, non congénitale, des extrémités supérieures, inférieures et céphaliques », de tous les « finistères de l'organisme », ajoute Brissaud, souvent accompagnée de troubles visuels divers tels qu'amblyopie, cécité, exophtalmie, hémianopsie temporale (Schultze, 1889). La lésion la plus constante paraît en être

(1) Meige. Dystrophie œdémateuse héréditaire. *Presse médicale*, 1898, p. 341. — Le trophœdème chronique hérédit. *Nouv. Iconogr. de la Salpêtr.*, 1899, p. 453. Revue importante (avec bibliogr.) des œdèmes névropathiques.

(2) Lourier. *Thèse de Paris*, 1897 (*Revue neurol.*, 1897, p. 171). Voir aussi le travail de Schlesinger sur l'hydropisie hypertrophique (*Revue neurol.*, 1900, p. 201).

(3) Rummo et Ferranini. *Rif. med.*, 1897 (*Revue neurol.*, 1898, p. 45) ; Rummo. *Acad. méd. chir. de Palerme*, 1898 (*Revue neurol.*, 1898, p. 786).

(4) Vincenzo Greco. *Ric. d. patol. nerv. e ment.*, 1898, p. 363 (*Revue neurol.*, 1899, p. 29) ; Tamburini et Lambranzi. *Ibid.*, 1899, p. 213, et *Rif. med.*, 1899, p. 205 (*Ibid.*, 1899, p. 702 et 877).

(5) L'opinion contraire est soutenue par Rosolino Ciauri. *Rif. med.*, 1899, p. 37 et 267 (*Revue neurol.* 1899, p. 830 et 877). Voir aussi : Ferranini. *Supplem. al Policl.*, 1898 (*Ibid.*, 1899, p. 291).

(6) Giudiceandrea. *Soc. Lancis. degli ospit. d. Roma*, 1899 (*Ibid.*, 1899, p. 877).

l'hypertrophie du corps pituitaire (1) (du volume d'un œuf de pigeon à un œuf de poule) (2).

Pierre Marie distingue bien l'acromégalie du gigantisme. Mais Matignon (3), et surtout Brissaud et Meige (4), ont montré que la coexistence de ces deux états sur le même sujet est plus fréquente qu'on ne le croyait. Il faut au contraire continuer à séparer, avec Pierre Marie, l'acromégalie de l'ostéoarthropathie hypertrophique pneumique (5) (Marie, 1890) : dans ce syndrome il y a bien aussi des lésions osseuses; mais le rôle du système nerveux dans la pathogénie est encore bien obscur (6).

Les vraies ostéoarthropathies névropathiques s'observent dans diverses maladies cérébrales (paralysie générale, hémorragie, ramollissement) : ce sont les arthropathies (7) des hémiplégiques (8) (Scott Alisson, Charcot, 1868), aiguës ou chroniques, auxquelles Gilles de la Tourette (9) fait jouer un si grand rôle dans la production des amyotrophies consécutives; ce sont les lésions osseuses, causes de fractures spontanées; c'est l'arrêt de développement osseux dans les hémiplégies de l'enfance ou même l'atrophie des os dans certaines hémiplégies d'adultes (10).

Nommons enfin, sans insister, des troubles trophiques

(1) Hypophyse ou tige pituitaire, en arrière du chiasma, au-dessous du troisième ventricule, en avant des corps mamillaires.

(2) Voir : Souza Leite. De l'acromégalie. *Thèse de Paris*, 1890; et Rauzier. *Nouveau Montpellier médical*, 1893, et, dans notre Traité, t. II, p. 220.

(3) Matignon. *Médecine moderne*, 1897 (*Revue neurol.*, 1898, p. 112).

(4) Brissaud et Meige. Deux cas de gigantisme suivi d'acromégalie. *Nouv. Iconogr. de la Salpêtr.*, 1897, p. 374.

(5) Voir l'intéressant travail de Rauzier (*Revue de médecine*, 1891, p. 30) sur un cas d'ostéoarthropathie hypertrophiante d'origine pneumique, observé dans mon service.

(6) Voir : Thayer. *Journ. of nerv. a. ment. dis.*, 1893, p. 311 (*Revue neurol.*, 1899, p. 373).

(7) Paul Londe. De l'arthropathie nerveuse vraie, etc. *Nouv. Iconogr. de la Salpêtr.*, 1897, p. 382.

(8) Ces arthropathies paraissent très comparables aux arthropathies d'origine spinale sur lesquelles il a paru beaucoup de travaux dans ces derniers temps. Voir notamment le mémoire de notre chef de clinique le Dr Gibert : Les arthropathies tabétiques et la radiographie. *Nouv. Iconogr. de la Salpêtrière*, 1900, p. 113.

(9) Gilles de la Tourette. *Nouv. Iconogr. de la Salpêtr.*, 1897, p. 287 et 310, et Leç. de clin. thérap. sur les mal. du syst. nerv., 1898, p. 10

(10) Déjerine et Théohari. *Soc. de biol.*, 12 février 1898 (*Revue neurol.*, 1898, p. 733).

dans la production desquels le rôle des centres nerveux encéphaliques n'est pas bien établi : le zona (1), la pigmentation (2), l'hémiatrophie de la face (3)...

3° Pour les troubles *sécrétoires* (4), ce sont les sécrétions urinaire et sudorale qui ont été le plus étudiées dans les lésions encéphaliques.

La *polyurie* est observée dans les lésions mésocéphaliques, physiologiquement (Claude Bernard, Kahler (5) 1885) et cliniquement (Lancereaux, Ebstein), et aussi dans certaines lésions hémisphériques en foyer (Ollivier). Ce qui nous conduit à la polyurie et à l'anurie des hystériques.

L'*albuminurie* a été notée aussi dans les lésions physiologiques (Claude Bernard), mésocéphaliques (Gubler, Magnan, Desnos, Liouville) et hémisphériques (Ollivier). De même pour la *glycosurie* (Claude Bernard). « Les lésions des olives bulbaires (Becker), des couches optiques, de la protubérance, de la moelle cervicale (Schiff), du vermis cérébelleux (Eckardt), provoquent également une glycosurie toujours passagère. » Chauveau et Kaufmann ont montré que « ces diverses excitations du système nerveux retentissent sur une série de centres qui siègent dans le bulbe et dans la partie de la moelle qui se trouve comprise entre le bulbe et la troisième vertèbre cervicale... L'observation clinique est venue confirmer ces données expérimentales. Il existe un certain nombre de faits où la glycosurie a été observée à la suite de lésions de la région bulboprotubérantielle, ou à la suite de traumatismes anciens et de fractures des premières vertèbres cervicales (6) ».

Quant à l'élimination des *phosphates*, la question est encore incomplètement résolue, malgré les importants travaux qu'elle a suscités (7). C'est du reste une ques-

(1) Voir notre Traité (avec Rauzier), t. II, p. 339.
(2) Ledermann, *Soc. berlin. de dermatol.*, 1897 (*Revue neurol.*, 1897, p. 647).
(3) Voir notre Traité (avec Rauzier), t. II, p. 182. — Brissaud (Leç. sur les mal. nerv., t. II, 1899, p. 385) a développé les arguments en faveur de l'origine encéphalique dans certains cas de trophonévrose céphalique et a insisté sur ces formes curieuses de trophonévrose alterne (hémiatrophie craniofaciale d'un côté, hémiatrophie du tronc et des membres de l'autre) qui seraient d'origine protubérantielle.
(4) Traité (avec Rauzier), t. I, p. 343.
(5) Cit. Déjerine, p. 1066.
(6) Déjerine, *loc. cit.*, p. 1065.
(7) Voir notamment les public. de Mairet, avec Bosc et avec Vires.

tion plutôt de nutrition générale que de sécrétion urinaire.

Les troubles de la *miction* sont en général des symptômes médullaires. Cependant, « dans les maladies organiques de l'encéphale, alors que l'intelligence est respectée, on a, dans quelques cas très rares, signalé quelques troubles de la miction. Lésions corticales, lésions du cervelet, lésions de la protubérance et du bulbe auraient amené parfois des troubles dans le fonctionnement vésical. On peut toujours se demander si, dans ces observations, l'examen de la moelle a été pratiqué d'une manière complète. Je rappellerai cependant que Meyer et Mislawsky (1888) ont signalé chez le chien un territoire cérébral dont l'excitation fait contracter le sphincter vésical (1) ».

Les *hyperidroses* unilatérales ont été cliniquement étudiées par divers auteurs. Je citerai les mémoires de Paul Raymond (2), de Teuscher (3) et de Seeligmüller (4) sur lesquels nous allons revenir dans le paragraphe suivant.

4° On peut réunir dans le même paragraphe ce que l'on sait du *siège des lésions* dans les troubles vasomoteurs, trophiques et sécrétoires.

Nous savons (5) que, dans la moelle, les conducteurs de cet appareil sont très voisins de ceux de la sensibilité : nous avons constaté la coexistence fréquente de la dissociation dite syringomyélique des sensibilités et des troubles sudoraux ou vasomoteurs (6), qu'il s'agisse de lésion de la substance grise latéropostérieure de la moelle ou qu'il s'agisse d'hystérie (7).

Dans l'encéphale, il y a d'abord des centres *mésocéphaliques* (peu discutés) pour les vasomoteurs et les sécrétions.

La question est plus difficile pour le *cerveau* (8).

(1) Déjerine, *loc. cit.*, p. 1073.

(2) Paul Raymond. Des éphidroses de la face. *Arch. de neurol.*, 1888, p. 61.

(3) Heinr. Teuscher. Hyperhidrosis unilateralis. *Neurol. Centralbl.*, 1891, p. 1028.

(4) Seeligmüller. Z. Lehre von d. Hyperhidr. unilatér. *D. Zeitschr. f. Nervenh.*, 1899, t. XV, p. 159.

(5) Voir : *Diagn. des mal. de la moelle*, p. 50.

(6) Voir mes Leç. sur le syndr. bulbomédull. constitué par la thermanesth., l'analg. et les troub. sudor. ou vasomot. (subst. grise latéropostér.). Leç. de clin. méd., t. I, 1891, p. 186.

(7) Voir : Marinesco. *Nouv. Iconogr. de la Salpêtr.*, 1891, p. 84 et 202.

(8) Voir les mém. cités plus haut de Paul Raymond, Teuscher et Seeligmuller.

Bichat, Meschede (1868), Morselli (1870) publient des cas d'éphidrose unilatérale dans l'hémiplégie ; Nothnagel (1876) étudie le sympathique dans l'hémiplégie cérébrale. Dans les mémoires réunis de Raymond et de Salo Kaiser (1), il y a 10 cas d'hyperidrose unilatérale par lésion cérébrale. Teuscher en ajoute deux d'Adamkiewicz, un de Hitzig (1896). Seeligmüller cite ceux de Geiger (1890), de Pandi (1896), les siens propres (1899)... Le fait clinique est établi soit pour l'écorce, soit pour la région capsulaire.

Mais dans quelle partie plus spéciale du cerveau peut-on localiser la lésion dans ces cas ? Sans qu'il y ait rien de définitif encore, on tend à rapprocher les faisceaux vasomoteurs et trophiques des faisceaux sensitifs dans le cerveau comme dans la moelle.

Dans la capsule interne, von Leube (1890) place les fibres du sympathique dans le bras postérieur, « vraisemblablement entre les territoires moteurs et sensitifs ». Pour l'écorce (2), Joffroy (1876) avait dit, pour l'escarre fessière, que « les lésions des centres nerveux qui donnent lieu à des troubles trophiques cutanés se produisent toujours dans les parties, ou au voisinage des parties qui président aux fonctions de la sensibilité, cette relation topographique se vérifiant aussi bien pour la moelle et les nerfs que pour le cerveau ». Chatin, dans un récent travail où la question est reprise en entier, apporte une série d'observations à l'appui de la théorie de von Monakow (1897), d'après lequel « l'atrophie musculaire est le résultat de la réduction simultanée des fonctions sensitives d'une part et des fonctions motrices et vasomotrices d'autre part ». Cette formule n'est d'ailleurs pas contradictoire à l'ancienne notion du rôle des cellules grises antérieures de la moelle. Il faut considérer avec Brissaud la nutrition comme un équilibre réflexe, cet équilibre des voies centripètes (sensitives) et centrifuges (vasomotrices et trophiques) géographiquement rapprochées dans la plus grande partie de leur trajet.

Symptômes centraux ou cardiaques. — Les symptômes *centraux* de l'appareil nerveux circulatoire se traduisent par des modifications dans le rythme et la fréquence des contractions du cœur.

(1) Salo Kaiser, Hyperhidr. unilater. faciei. Inaug. Diss. München, 1891.

(2) Voir : Chatin, Troubles trophiques et troub. de la sensibil. chez les hémipl., *Revue de médec.*, 1900, p. 781.

Le type des *bradycardies* est le pouls lent (1) permanent (syndrome de Stokes Adams) qui peut s'accompagner d'attaques syncopales. On peut considérer ce syndrome comme faisant partie (au moins dans certains cas) du vertige à son plus haut degré (2). En tout cas, cette bradycardie, soit paroxystique, soit habituelle, est souvent un symptôme bulboprotubérantiel (3). Je dis seulement *souvent*, parce qu'il y a évidemment des cas où le syndrome de Stokes Adams est d'origine myocardique (4).

De même la *tachycardie* (paroxystique ou habituelle) est fréquemment d'origine mésocéphalique (5), notamment dans la paralysie labioglossolaryngée, le tabes bulbaire, la sclérose en plaques, la méningite..., certaines infections (6)...

Pour les névroses, je citerai comme types la tachycardie paroxystique essentielle et la névrose de Basedow (que le système nerveux soit le point de départ, l'aboutissant ou l'un et l'autre dans la toxémie thyroïdienne) (7) : l'anatomie pathologique de cette maladie n'est pas encore assez établie pour permettre d'établir un siège de lésion correspondant à ce syndrome ; mais on sait la fréquence des paralysies bulbaires (8) dans cette névrose.

Des tachycardies, on peut rapprocher les *palpitations*, qui sont des battements douloureux et précipités du cœur (phénomène subjectif) et que l'on peut dans certains cas rapporter à une origine centrale.

(1) Comme le fait remarquer Brissaud, on a tort de dire pouls *lent*, à la suite de Charcot ; il vaudrait mieux dire pouls *rare*.

(2) Au point de vue de la morphologie des crises vertigineuses, j'ai distingué 3 degrés : 1° le vertige simple ; 2° le vertige avec crises épileptiformes ; 3° le vertige avec pouls lent permanent et crises syncopales ou épileptiformes (Leç. de clin. médic., t. I, p. 522).

(3) Voir : Brissaud. Leç. sur les mal. nerv., t. II, 1899, p. 340 et 352. La question du *siège* bulboprotubérantiel de la lésion (la seule qui nous occupe ici) est indépendante de la question de la *nature* de cette lésion (artériosclérose ou autre).

(4) Voir : Huchard. Traité clin. des mal. du cœur et de l'aorte, 1899, t. I, et spécial. p. 409.

(5) Voir : Vincent. Des tachycardies. *Thèse de Paris*, 1891 ; et Huchard, *loc. cit.*, t. I, p. 367.

(6) Je crois que, dans la fièvre typhoïde notamment, il y a des tachycardies bulbaires, distinctes des tachycardies myocardiques.

(7) Voir : Raugé. *Bulletin médical*, 1898, p. 701 ; et Bourdraff. *Thèse de Paris*, 1898.

(8) Voir le mém. de Ballet (*Revue de médec.*, 1888) et celui de Bourguet dans mes Leç. de clin. méd., t. I, p. 681.

Il est également certain que les centres bulbaires jouent un rôle pour produire : l'*embryocardie* (tachycardie et rythme fœtal), l'*embryocardie dissociée* (1) (rythme fœtal sans tachycardie), la *fréquence paradoxale* (2) du pouls (tachycardie avec hypertension ou bradycardie avec hypotension), les *irrégularités de fréquence* du pouls, les *arythmies* (3) (régulières comme dans le *rythme couplé* du cœur ou irrégulières), les défaillances et les *syncopes*. On peut même dire que l'état de la *tension artérielle* dépend dans une certaine limite de l'innervation bulbaire et que, par suite, les troubles de cette tension appartiennent, comme les symptômes ci-dessus, à la séméiologie bulbo-protubérantielle.

2. — LE SYNDROME DES APPAREILS NERVEUX DIGESTIF ET RESPIRATOIRE

Maladies de ces appareils. — Il y a des maladies systématisées de ces appareils. Tels sont les gastro-névroses (l'anorexie nerveuse, la dyspepsie nerveuse, l'atonie gastro-intestinale), l'asthme... Ce sont des maladies fonctionnelles, peu utiles au diagnostic de siège d'une lésion encéphalique. Mais il y a aussi et surtout des symptômes traduisant la localisation sur ces appareils de maladies plus générales.

Symptômes digestifs. — Pour les symptômes *digestifs*, je citerai, comme exemples, les troubles de la déglutition, les vomissements et les symptômes nerveux des dyspepsies intestinales.

La *dysphagie* est un symptôme fréquent dans la paralysie labioglossolaryngée et beaucoup d'autres maladies bulbaires et aussi dans certaines lésions hémisphériques bilatérales (paralysies pseudobulbaires). D'après Trapeznikoff (4), il y aurait en effet trois étages de centres de la déglutition situés de la manière suivante (chez le chien) : 1° à l'angle postérieur du plancher du quatrième ventricule; 2°

(1) *Semaine médic.*, 1892, p. 101. Voir aussi : Bernard. De l'embryocardie tachycardique et de l'embryocardie dissociée. *Thèse de Paris*, 1893, n° 87; et Gillet. *Annales de la Policlin. de Paris*, 1893, p. 81.

(2) *Semaine médic.*, 1898, p. 333.

(3) Voir : Gillet. Rythmes des bruits du cœur. *Biblioth. Charcot-Debove*, 1894.

(4) Trapeznikoff. *Confér. de la clin. neuropsych. de St-Pétersbourg*, 1897. *Revue neurol.*, 1897, p. 318.

à la partie postérieure de la couche optique et des quadrijumeaux antérieurs; 3° dans l'écorce, au niveau de la région antérieure de la deuxième frontale, à l'extrémité antérieure de la seconde incisure (centre de Bechterew et d'Ostankow), et aussi en un point correspondant à l'angle formé par la scissure olfactive et la scissure présylvienne, immédiatement au-dessus du trou olfactif.

Les *vomissements* s'observent dans les lésions de la base, spécialement dans les régions cérébelleuse et bulboprotubérantielle (Mollière et Baudot) (1). Le vomissement peut être alimentaire, bilieux ou aboutir à l'hématémèse (Coutagne) (2). La plupart des vomissements des tabétiques ont aussi une origine bulbaire (3).

Dans la colite mucomembraneuse, les symptômes nerveux sont si fréquents et si importants qu'ils font en quelque sorte partie intégrante du syndrome. Sans les décrire, nous dirons, avec Lyon (4), qu' « en somme les malades deviennent des nerveux et des nerveux à type neurasthénique ». Ces faits ne peuvent pas nous servir au diagnostic de siège d'une lésion encéphalique, pas plus que les symptômes de l'*hystérie digestive*, sur lesquels par suite il n'y a pas lieu d'insister.

Symptômes respiratoires. — De même pour les symptômes *respiratoires*, je laisse délibérément de côté tout ce qui a trait à l'hystérie (tachypnée, toux, bâillements, spasmes, aphonie, hémoptysie...). On ne peut guère invoquer non plus les symptômes respiratoires du tabes dit bulbaire (crises laryngées, paralysies...), parce que les rares autopsies faites (Schlesinger, 1894; Oppenheim, Déjerine et Petreen, Grabover, 1896) ont montré que, dans ces cas, la lésion est plutôt névritique que centrale (5).

Mais il y a aussi des troubles respiratoires liés à des lésions organiques des centres.

(1) Humbert Mollière. Étude sur le vomissement dans les mal. chron. du cerveau (paral. générale et tumeurs). Lyon, 1874. — Baudot. De la valeur diagnost. du vomissem. dans quelques affect. apyrét. de l'encéphale. *Thèse de Paris*, 1873.

(2) Coutagne. Des hémorr. gast. et intestin. dans les mal. chron. du cerveau. *Gaz. méd. de Lyon*, 1862.

(3) Il y a aussi des crises gastriques de tabétiques avec vomissements, dues à de vraies dyspepsies, parfois d'origine médicamenteuse.

(4) Lyon. L'entérocolite mucomembraneuse. *L'Œuvre méd. chirurg.*, 1900.

(5) Voir Déjerine, *loc. cit.*, p. 1020.

Ces centres encéphaliques sont en deux étages (1) :

a) L'inférieur (Legallois, Flourens) est situé (2) dans le bulbe, vers l'origine des pneumogastriques, au sommet du V du calamus, sur le plancher du quatrième ventricule (nœud vital) : il y aurait là un centre inspirateur et un centre expirateur.

b) Le supérieur est formé par les centres cérébraux de la phonation et de la respiration, qui sont localisés dans l'opercule (3).

Diverses lésions peuvent atteindre ces régions. Je citerai : la paralysie labioglossolaryngée et les diverses maladies du bulbe, la méningite de la base, les lésions hémisphériques étendues ou bilatérales (paralysies pseudobulbaires...).

Les symptômes observés alors sont variés : crises d'étouffement avec cyanose et tendance à la syncope, impuissance à expirer tout l'air contenu dans la poitrine, sensation de plénitude intrathoracique, fatigue très rapide par la parole, respiration stertoreuse — respiration irrégulière, type de Cheyne Stokes (4), discordance entre les mouvements du diaphragme et ceux du thorax dans l'acte respiratoire (5) — dyspnée continue et paroxystique, voix faible, rauque, aphonie (paralysie des constricteurs laryngés), dyspnée avec tirage et sifflement (paralysie des abducteurs des cordes vocales), béance de la glotte et introduction facile des corps étrangers dans le larynx — crises asthmiformes.

(1) Je laisse le centre médullaire qui n'appartient pas à mon sujet.

(2) Voir mon *Anat. clinique*, p. 94.

(3) Voir plus haut, p. 81.

(4) J'ai essayé de démontrer (Voir le travail de Blaise et Brousse. *Montpellier médical*, 1880, t. XLIV, p. 310) que, du moins dans bien des cas de Cheyne Stokes, le fait primordial est la tachypnée, l'apnée n'étant que la conséquence de l'épuisement bulbaire produit par cette crise d'excitation sur un centre respiratoire affaibli.

(5) Dans la méningite tuberculeuse (Dejerine, *loc. cit.*, p. 1018).

TABLE DES MATIÈRES

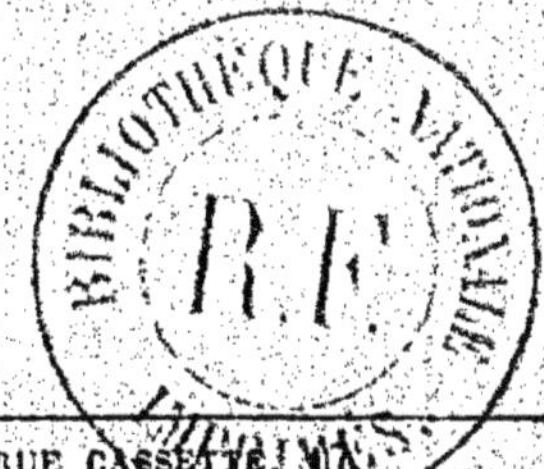

PARIS. — IMPRIMERIE F. LEVÉ, RUE CASSETTE, 17.

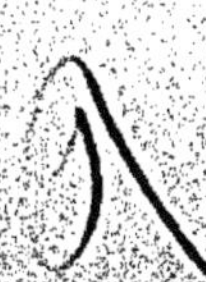

www.ingramcontent.com/pod-product-compliance
Ingram Content Group UK Ltd.
Pitfield, Milton Keynes, MK11 3LW, UK
UKHW022120190726
13855UKWH00003B/985